まちがいさがしは
脳を瞬間的・総合的に強化できる極めて高度な脳トレ

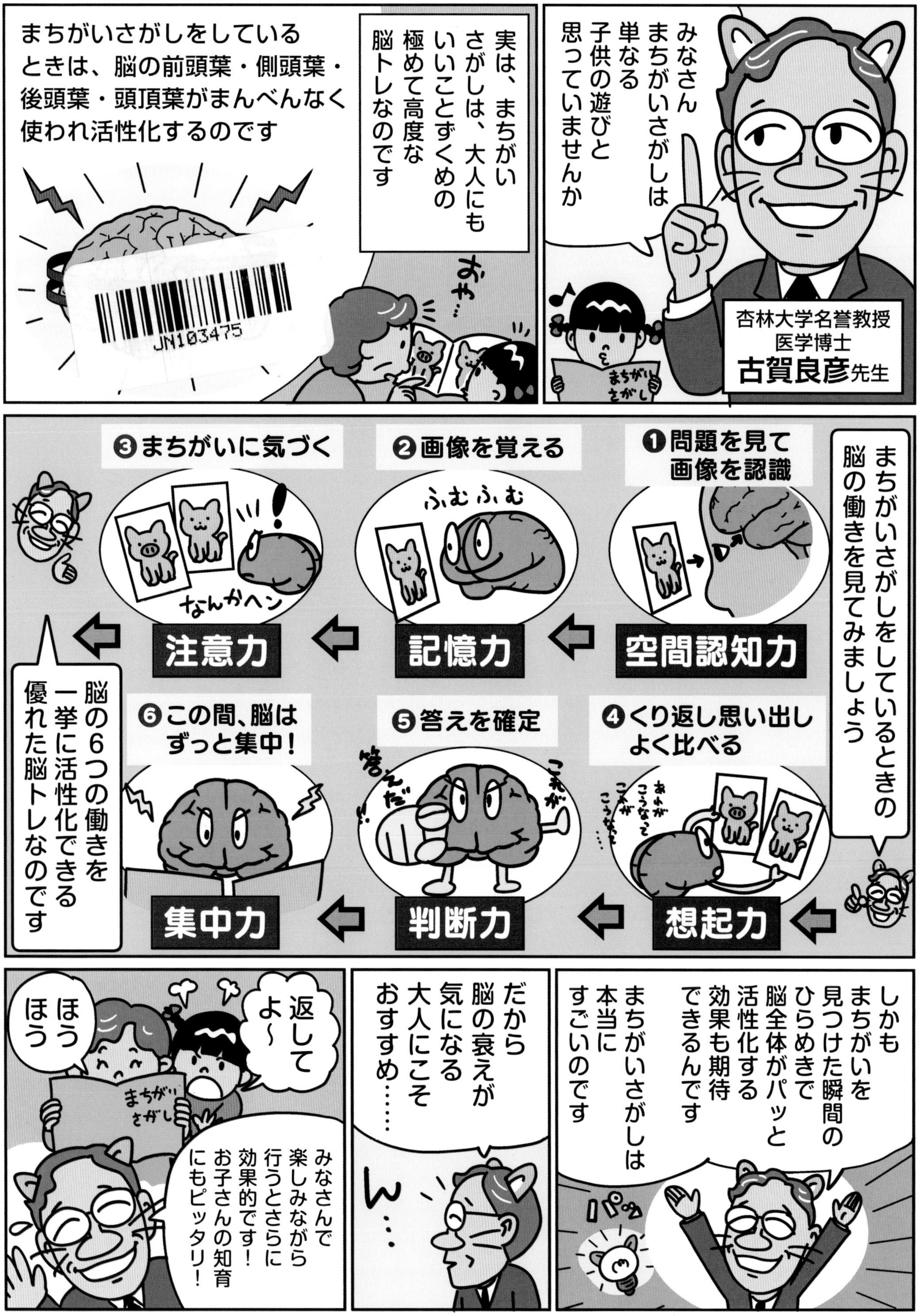

みなさん まちがいさがしは 単なる 子供の遊びと 思っていませんか
杏林大学名誉教授
医学博士
古賀良彦先生
まちがいさがし
実は、まちがいさがしは、大人にもいいことずくめの極めて高度な脳トレなのです
まちがいさがしをしているときは、脳の前頭葉・側頭葉・後頭葉・頭頂葉がまんべんなく使われ活性化するのです
おや…
まちがいさがしをしているときの脳の働きを見てみましょう
❶問題を見て画像を認識
空間認知力
❷画像を覚える
ふむふむ
記憶力
❸まちがいに気づく
なんかヘン
注意力
❹くり返し思い出しよく比べる
あれが こうなって これが こうなって…
想起力
❺答えを確定
答えだ
これが
判断力
❻この間、脳はずっと集中!
集中力
脳の6つの働きを一挙に活性化できる優れた脳トレなのです
しかもまちがいを見つけた瞬間のひらめきで脳全体がパッと活性化する効果も期待できるんです
まちがいさがしは本当にすごいのです
パッ
だから脳の衰えが気になる大人にこそおすすめ……
ん…
返してよ~
ほうほう
まちがいさがし
みなさんで楽しみながら行うとさらに効果的です!お子さんの知育にもピッタリ!

「まちがいさがし」は単なる子供の遊びではなく、衰えやすい6大脳力が一挙に強まるすごい脳トレ

本当はすごい「まちがいさがし」

誰もが一度は楽しんだ経験がある「まちがいさがし」。大人も子供もつい夢中になってしまう不思議な魅力があることは、よくご存じでしょう。

実は、このまちがいさがし、単なる「子供の遊び」ではないことが、脳科学的に明らかにされつつあります。何を隠そう、脳のさまざまな部位の働きを瞬間的・総合的に強化できる、極めて高度な脳トレであることがわかってきたのです。

普段の生活でテレビばかりみていたり、ずっとぼんやりしていたりすると、脳はどんどん衰えてしまいます。記憶力が衰えて物忘れが増えたり、集中力が低下して飽きっぽくなったり、注意力や判断力が弱まってうっかりミスが生じたり、感情をコントロールできなくなって怒りっぽくなったり、やる気が減退したりしてしまうのです。

そうした脳の衰えを防ぐ毎日の習慣としてぜひ取り入れてほしいのが、まちがいさがしです。脳は大きく４つの領域（前頭葉・頭頂葉・側頭葉・後頭葉）に分けられますが、まちがいさがしを行うと、そのすべての領域が一斉に活性化すると考えられるからです。

まちがいさがしで出題される絵や写真の視覚情報はまず脳の後頭葉で認識され、頭頂葉で位置関係や形などが分析されます。次に、その情報は側頭葉に記憶されます。その記憶を頼りに、脳のほかの部位と連携しながら、意識を集中させてまちがいを見つけ出すのが、思考・判断をつかさどる脳の司令塔「前頭葉」の働きです。

あまり意識することはないと思いますが、まちがいさがしは、脳の４大領域を効率よく働かせることができる稀有《けう》な脳トレでもあるのです。

まちがいさがしをするときの脳の各部位の働き

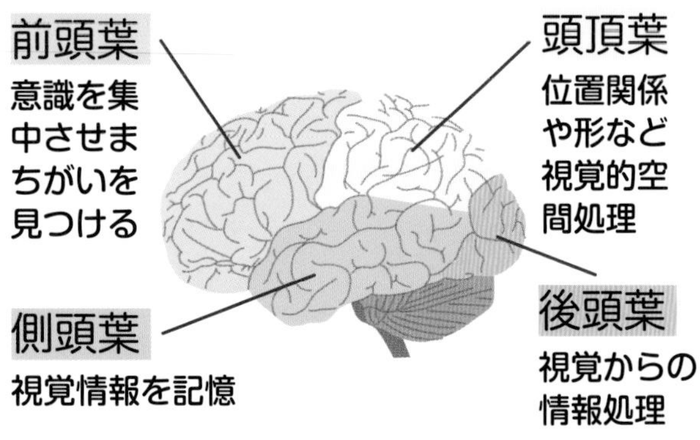

前頭葉
意識を集中させてまちがいを見つける
頭頂葉
位置関係や形など視覚的空間処理
側頭葉
視覚情報を記憶
後頭葉
視覚からの情報処理

記憶力など6つの脳力を瞬間強化する高度な脳トレ

まちがいさがしが脳に及ぼす効果について、さらにくわしく見ていきましょう。

まず、まちがいさがしは脳トレのジャンルの中で、「記憶系」に分類されます。問題を解くには記憶力が必要になると同時に、まちがいさがしを解くことによって記憶力が強化されるのです。

実際に、２つ並んだ絵や写真からまちがい（相違点）を見つけるには、以下のような脳の作業が必要になってきます。

第一に、２つの絵や写真の細部や全体を視覚情報としてとらえ、一時的に覚える必要が出てきます。ここには「空間認知」と「記憶」の働きがかかわってきます。

第二に、直前の記憶を思い起こして、記憶にある視覚情報と今見ている絵や写真との間に相違点がないかに意識を向けていくことになります。ここで「想起」と「注意」の働きが必要になります。

第三に、相違点が本当に相違点であると気づくには、確認作業と「判断」力が必要になります。

そして、こうした一連の脳の働きを幾度となくくり返すためには、相応の「集中」力を要します。

つまり、まちがいさがしを解く過程では、主に①記憶力（覚える力）だけでなく、②集中力（関心を持続する力）、③注意力（気づく力）、④判断力（正しく認識・評価する力）、⑤想起力（思い出す力）、⑥空間認知力（物の位置や形状、大きさを認知する力）という「６大脳力」が総動員されるのです。

脳はある意味で筋肉と似ています。何歳になっても、使えば使うほど強化されます。つまり、まちがいさがしは、年とともに衰えやすい「６大脳力」を一挙に強化できる、極めて高度な脳トレだったのです。私が冒頭で「単なる子供の遊びではない」といった理由は、ここにあるわけです。

まちがいを見つけた瞬間 脳全体がパッと活性化

それだけではありません。まちがいさがしが優れているのは、「あ、ここが違う！」と気づいた瞬間に、一種の喜びに似た感覚を伴う「ひらめき」が生まれることです。このひらめきがまた、脳にとって最良の刺激になるのです。

新しいアイデアを思いついた瞬間、悩み事が解決した瞬間、何かをついに成し遂げた瞬間など、私たちがひらめきをひとたび感じると気分が高揚し、その瞬間に脳は一斉に活性化するのです。みなさんもこうした経験をしたことがあるでしょう。暗い気持ちがパッと晴れるような、暗闇の中、電球の明かりがパッと光るような、そんな感覚です。

まちがいさがしは、こうしたひらめきに似た感覚を日常で手軽に体験できる優れた脳トレでもあるのです。

本書のまちがいさがしには、１問につき５つのまちがいが隠れています。つまり、ひらめきに似た感覚を体験できるチャンスが、１問につき５回も用意されているのです。

ねこのかわいい表情やしぐさにときめきを感じて癒される脳活

まちがいさがしの脳活効果

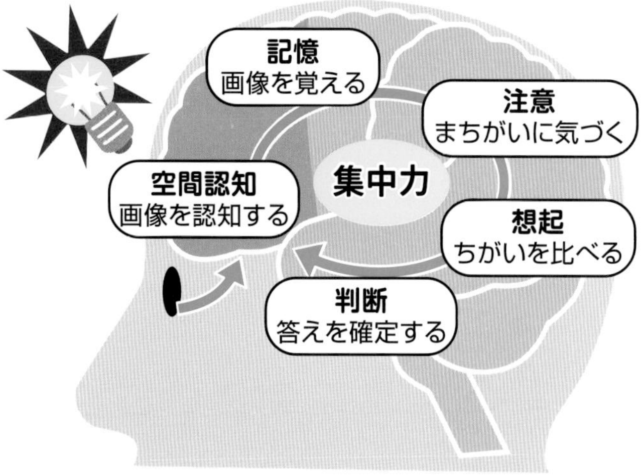
記憶
画像を覚える
注意
まちがいに気づく
集中力
空間認知
画像を認知する
想起
ちがいを比べる
判断
答えを確定する

おまけに、本書のまちがいさがしの題材は、みんな大好きな「ねこの写真」。表情豊かなねこたちの愛くるしい瞬間が集められています。

暗いニュースが多い昨今、かわいさを極めたねこたちの表情やしぐさを見るだけで、思わず顔がほころび、心が癒され、暗い気持ちがフッと軽くなるのではないでしょうか。イライラや不安などネガティブな感情も、知らないうちに晴れやかで前向きな気分になっているかもしれません。

ねこなどの動物のかわいらしい姿を見ることは、人間の根源的な感情に働きかけて、気持ちを明るく前向きに整えてくれる不思議な癒し効果があるように思えてなりません。事実、認知症の患者さんたちに動物と触れ合ってもらったり、動物の写真を見てもらったりすると、表情がパッと明るくなり、失われていた記憶を取り戻したり、不可解な言動が減ったりすることを、日々の診療でよく経験します。

まちがいさがしをするときは、ねこたちのフワフワとした毛並みの感触、ゴロゴロとのどを鳴らしながらスヤスヤ眠るようす、どんな鳴き声を発しているのかなど、写真では得られない情報にも想像を巡らせてみるのもいいでしょう。脳全体のさらなる活性化につながるはずです。

さらに、まちがいさがしをするときは、一人でじっくり解くのもいいですが、家族や仲間とワイワイ競い合いながら取り組むのもいいでしょう。「ねこってこんな行動をするよね」「ここがかわいいよね」と、ねこの話に花を咲かせながら取り組むと、自然と円滑なコミュニケーションが生まれ、脳にとってさらにいい効果が期待できます。

最近、「脳への刺激が足りない」「ついボンヤリしてしまう」「ボーッとテレビばかりみている」……そんな人こそ、まちがいさがしの新習慣を始めてみましょう。めんどうなことは何一つありません。何しろ「にゃんと1分見るだけ！」でいいのですから。それだけで、記憶力をはじめとする脳の力を瞬時に強化することにつながるのです。

まだ半信半疑の方は、問題に取り組んでみてください。一とおりクリアするころには、1分以内にまちがいを探すときの「ドキドキ」と「ワクワク」、そしてねこのかわいさに思わずキュンとしてしまう「ときめき」で、夢中になっているはずです。ときめきを感じて癒されながら没頭して脳を活性化できるねこのまちがいさがしは、まさに最強の脳トレの一つといっていいでしょう。

まちがいさがしの6大効果

空間認知力を強化

物の位置や形状、大きさを正確に把握する脳力が高まるので、物をなくしたり、道に迷ったり、何かにぶつかったり、転倒したり、車の運転ミスをしたりという状況を避けやすくなる。

注意力を強化

些細な違いや違和感に気づきやすくなるため、忘れ物や見落としが少なくなり、うっかりミスが防げて、めんどうな家事や仕事もまちがいなくこなせるようになる。

記憶力を強化

特に短期記憶の力が磨かれ、物忘れをしたり、物をなくしたり、同じ話を何度もしたり、仕事や料理などの作業でモタついたりすることを防ぎやすくなる。

判断力を強化

とっさの判断ができるようになるため、道を歩いているときに車や人をうまく避けられたり、スーパーなどで商品を選ぶときに的確な選択が素早くできたりする。

想起力を強化

直前の記憶を何度も思い出す必要があるので想起力が磨かれ、人や物の名前が出てこなくなったり、アレソレなどの言葉が増えたり、会話中に言葉につまったりするのを防ぎやすくなる。

集中力を強化

頭がさえている時間が長くなり、テレビのニュースや新聞の内容をよく理解できて、人との会話でも聞き逃しが少なくなる。根気が続くようになり趣味や仕事が充実してくる。

●本書のまちがいさがしのやり方●

正

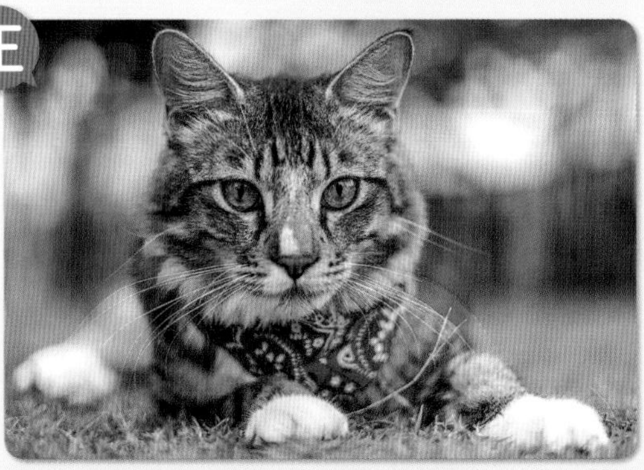

誤

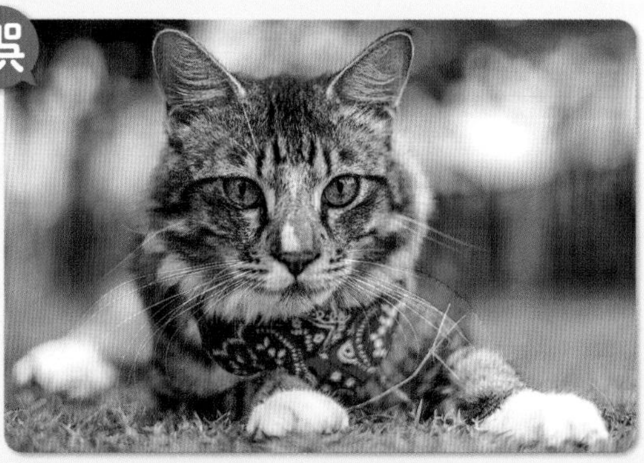

「正」と「誤」を見比べて、まず、1分間にまちがい（相違点）を何個見つけられるか数えてください。1問につきまちがいは5つ隠れています。全部見つけられなかったときは、次に、5つのまちがいをすべて見つけるまでの時間を計測してください。楽しみながら解くのが、脳活効果を高めるコツです。

1 口説きねこ

「君の瞳にカンパイ」か。
今度彼女に使ってみよう

1分で見つけた数		個
全部見つけるまでの時間	分	秒

正

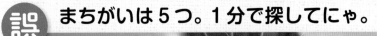

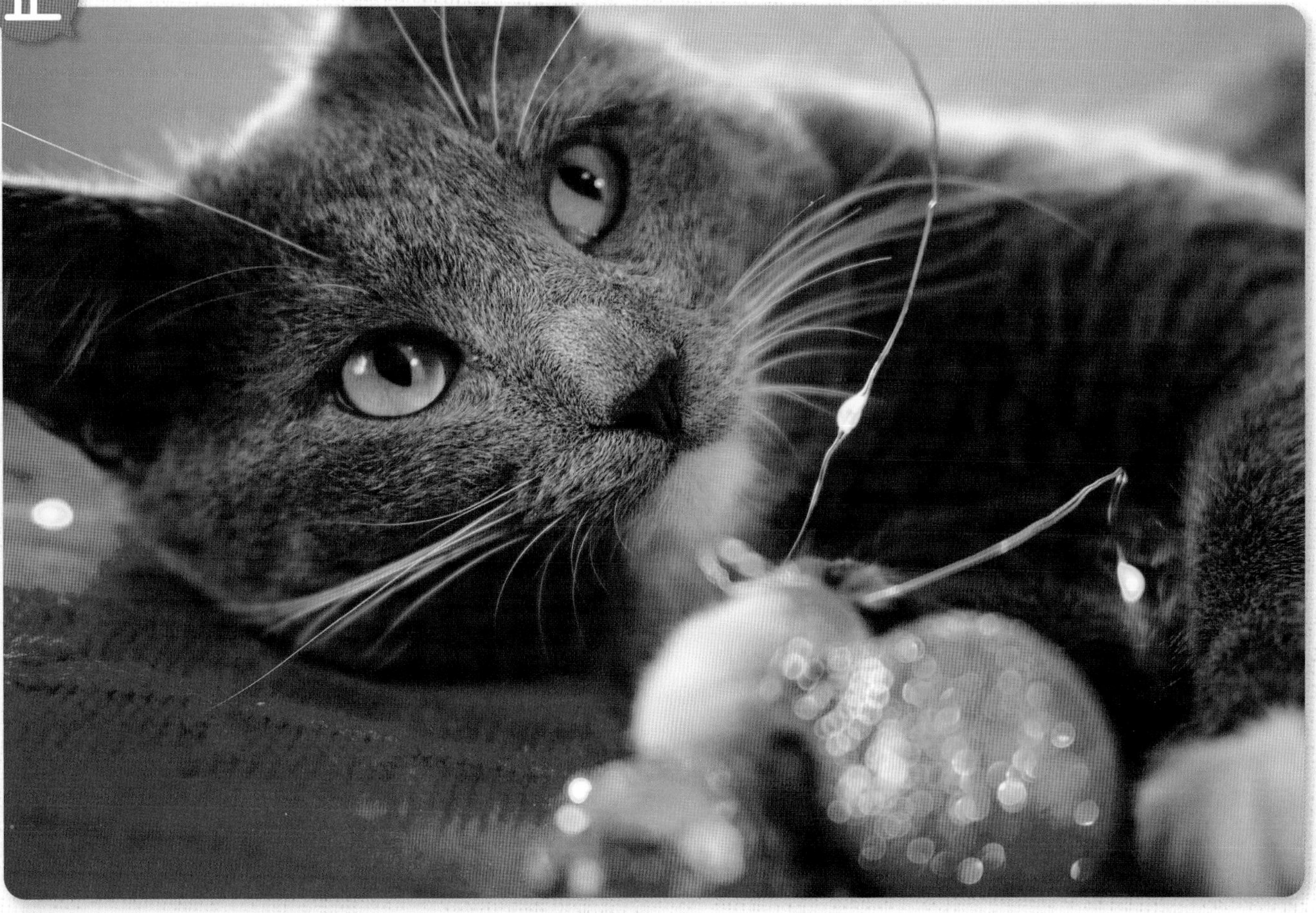

誤　まちがいは５つ。１分で探してにゃ。

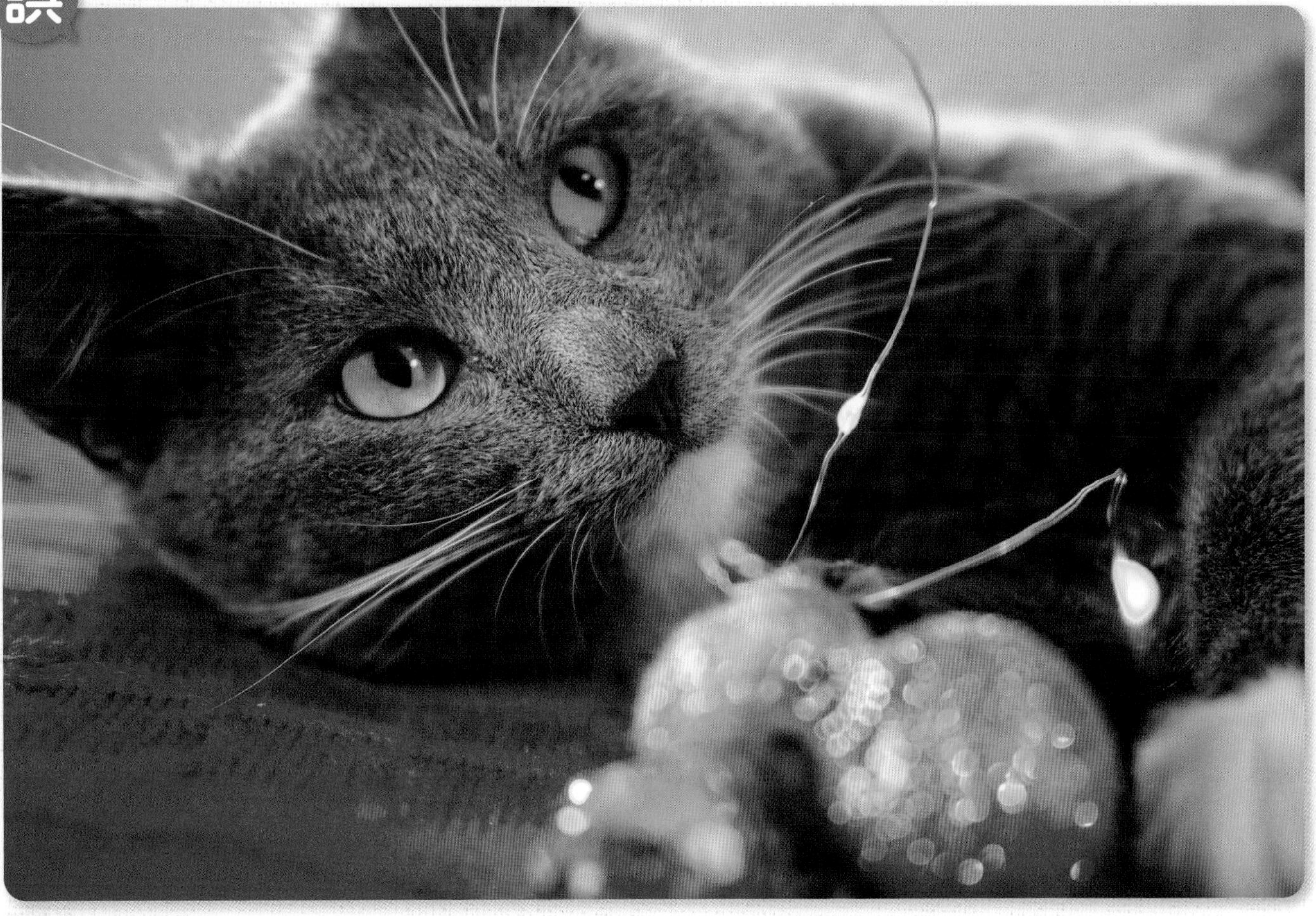

➡解答は64ページ

2 会長ねこ

もうすぐ運動会だなぁ。
開会式のあいさつ何話そう…

1分で見つけた数	個
全部見つけるまでの時間	分　秒

正

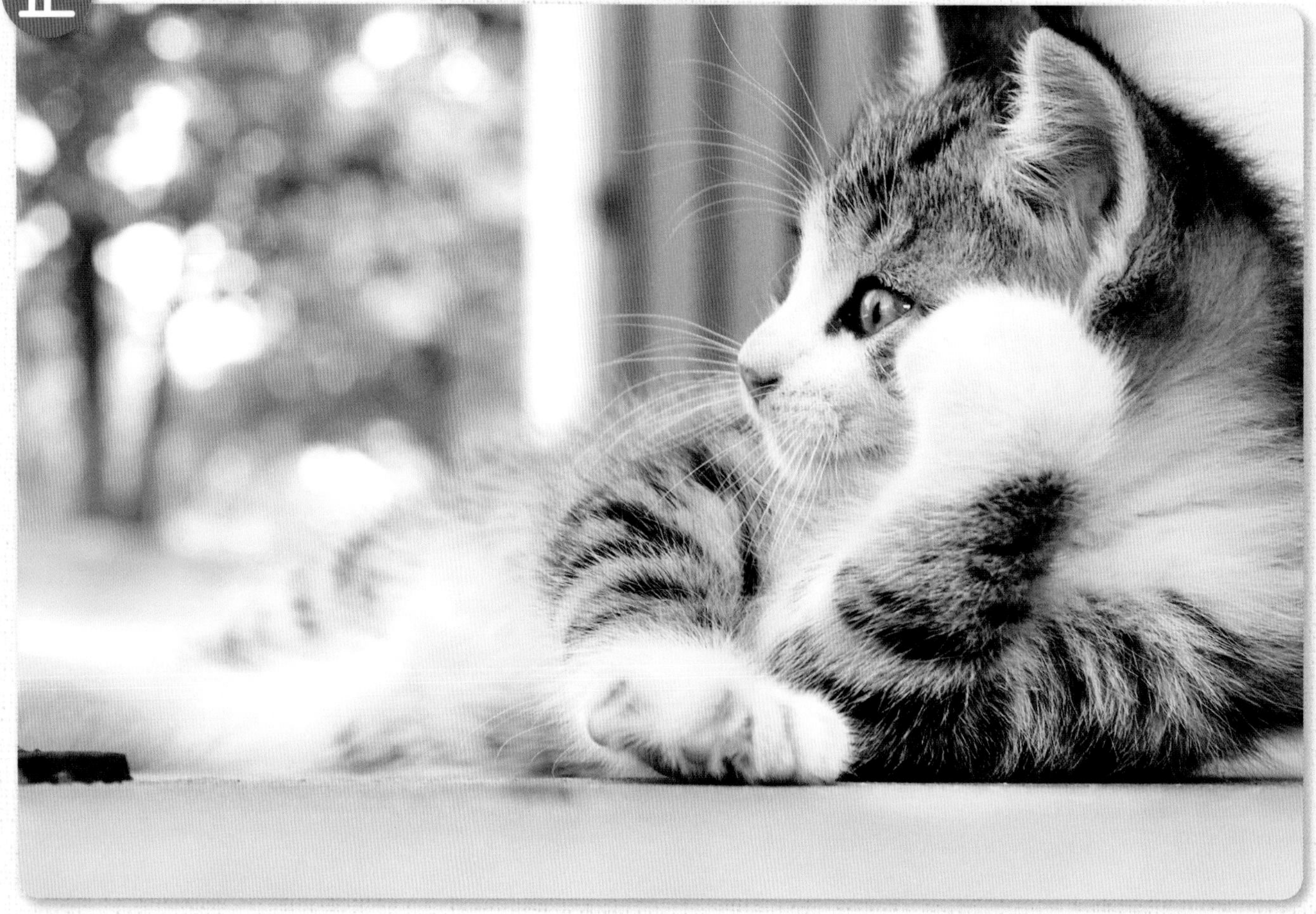

誤　まちがいは5つ。1分で探してにゃ。

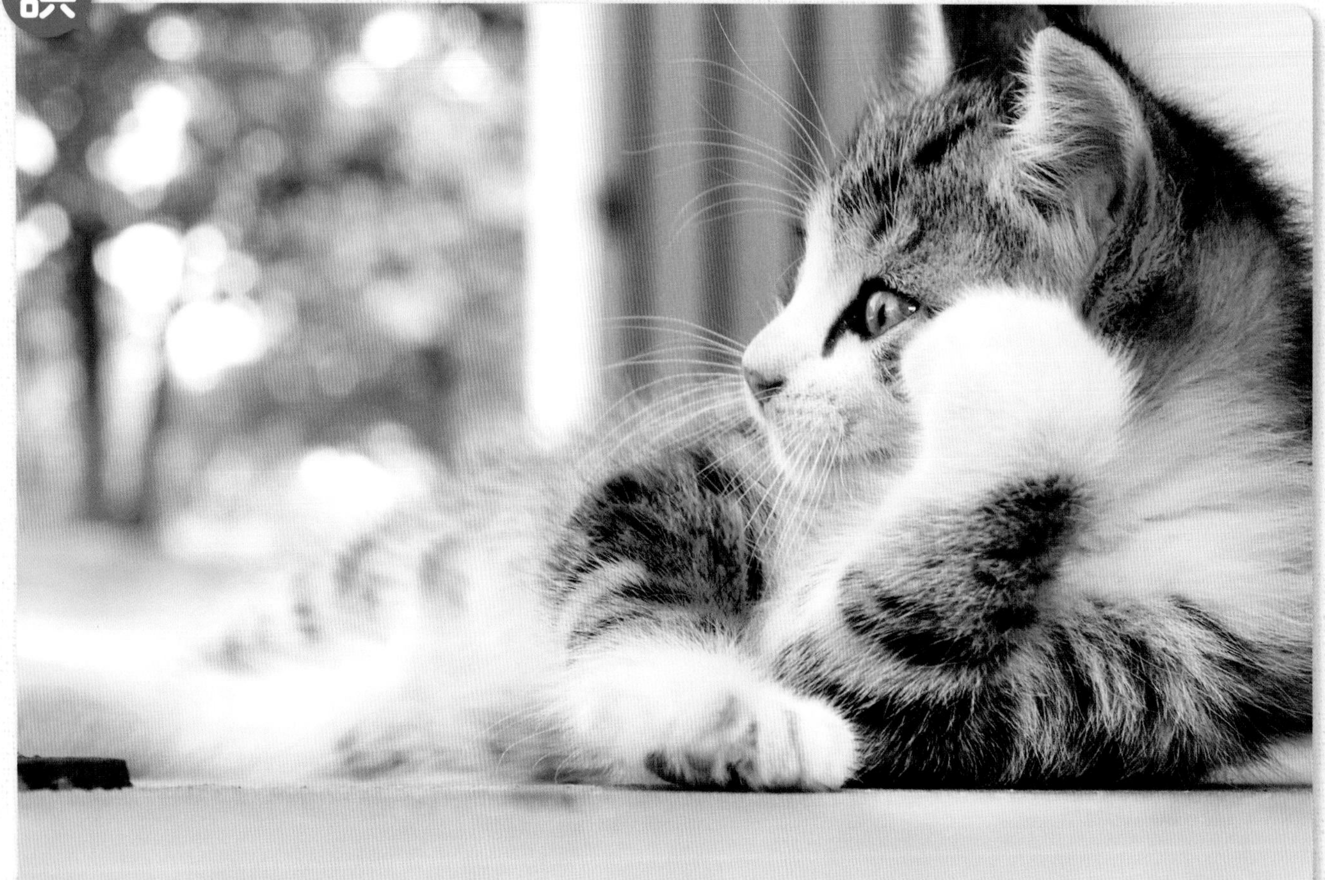

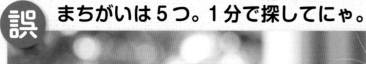

➡解答は64ページ

3 ソーラーねこ

おひさまに
当たってモフモフを
充電するにゃ

1分で見つけた数	個
全部見つけるまでの時間	分　秒

正

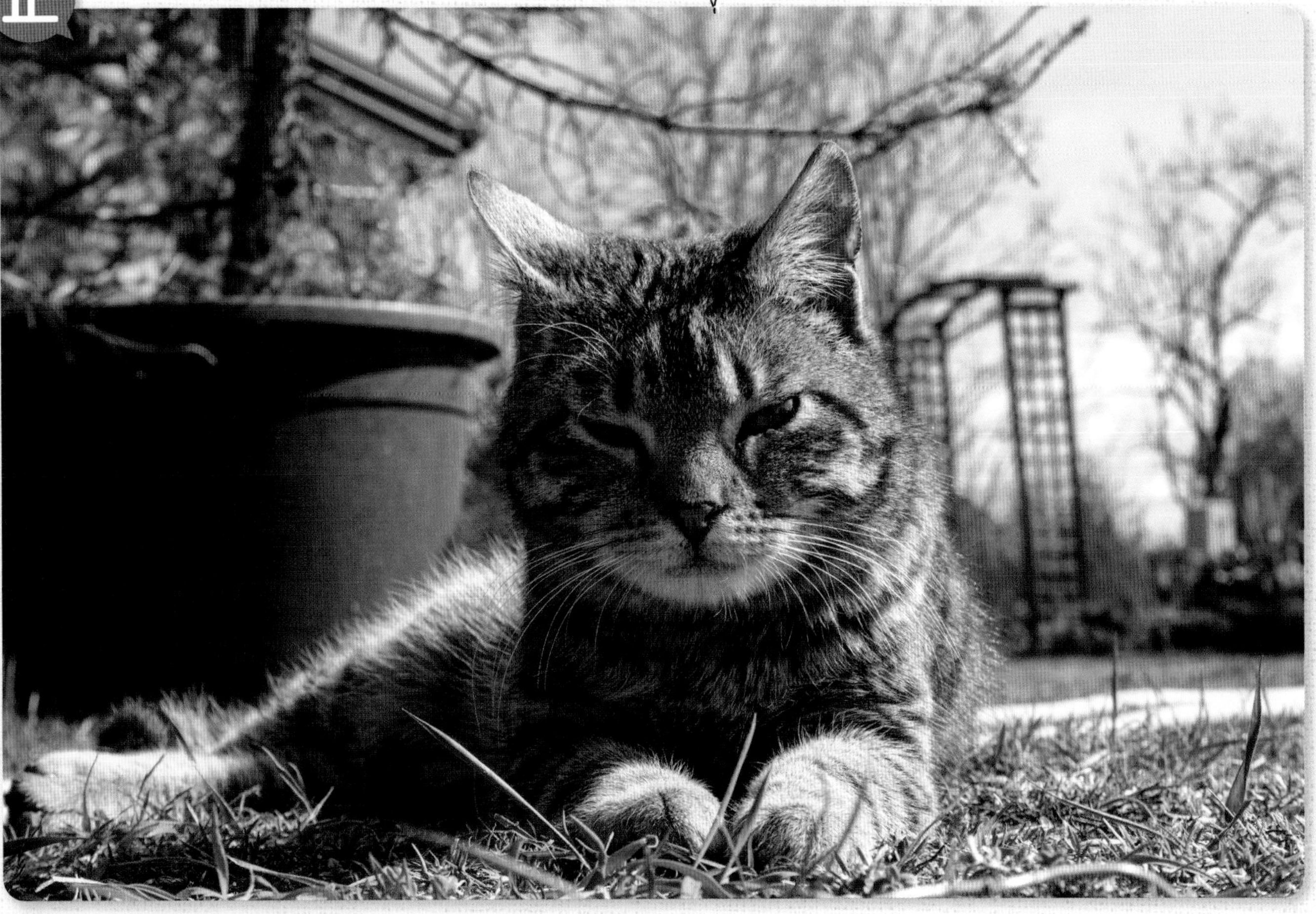

誤　まちがいは５つ。１分で探してにゃ。

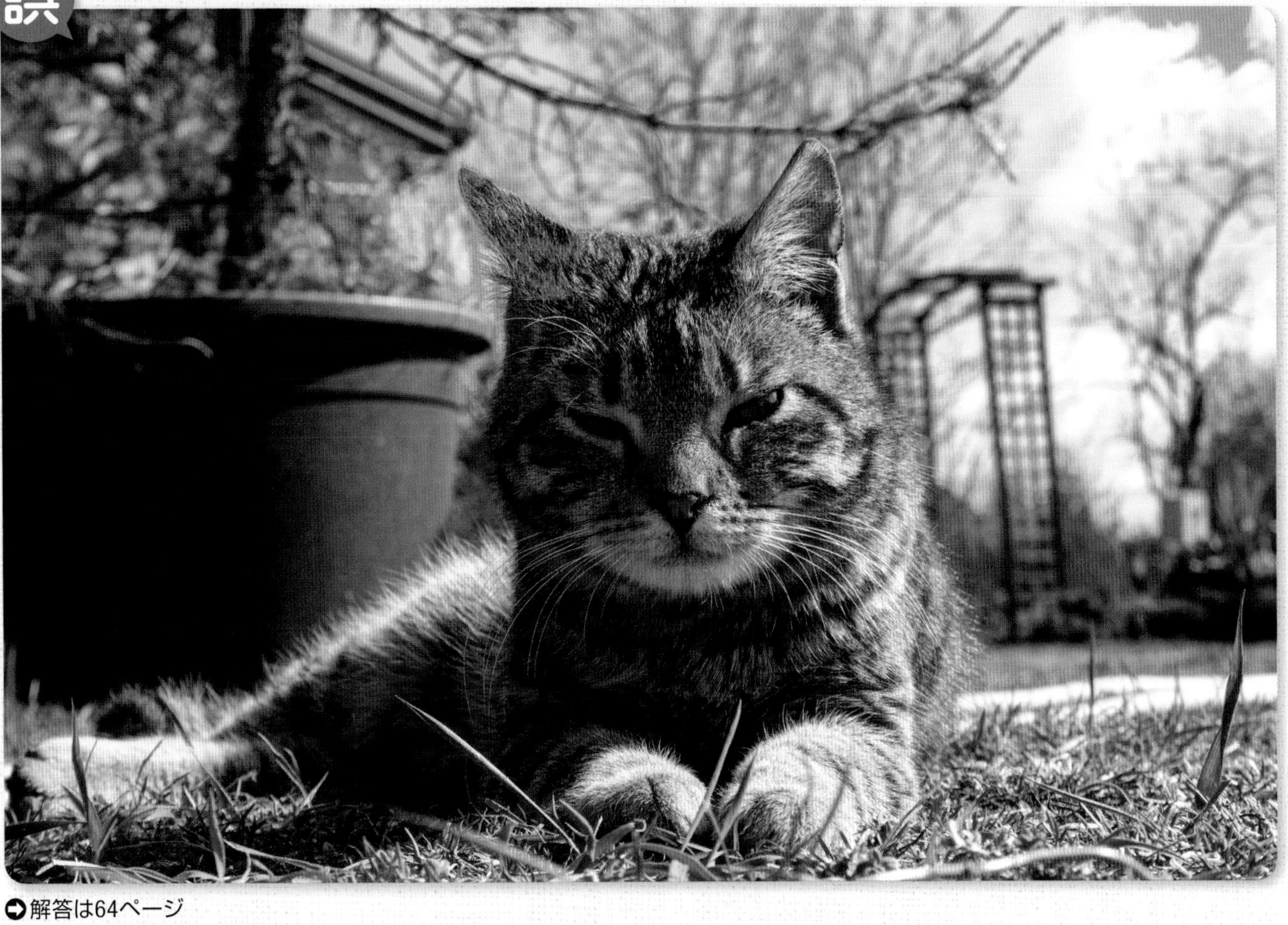

➡解答は64ページ

4 苦労ねこ

私、声が低くてね。
店員さんが気づいてくれないんで
いつもこうやって目で呼ぶんです

1分で見つけた数	個
全部見つけるまでの時間	分　秒

正

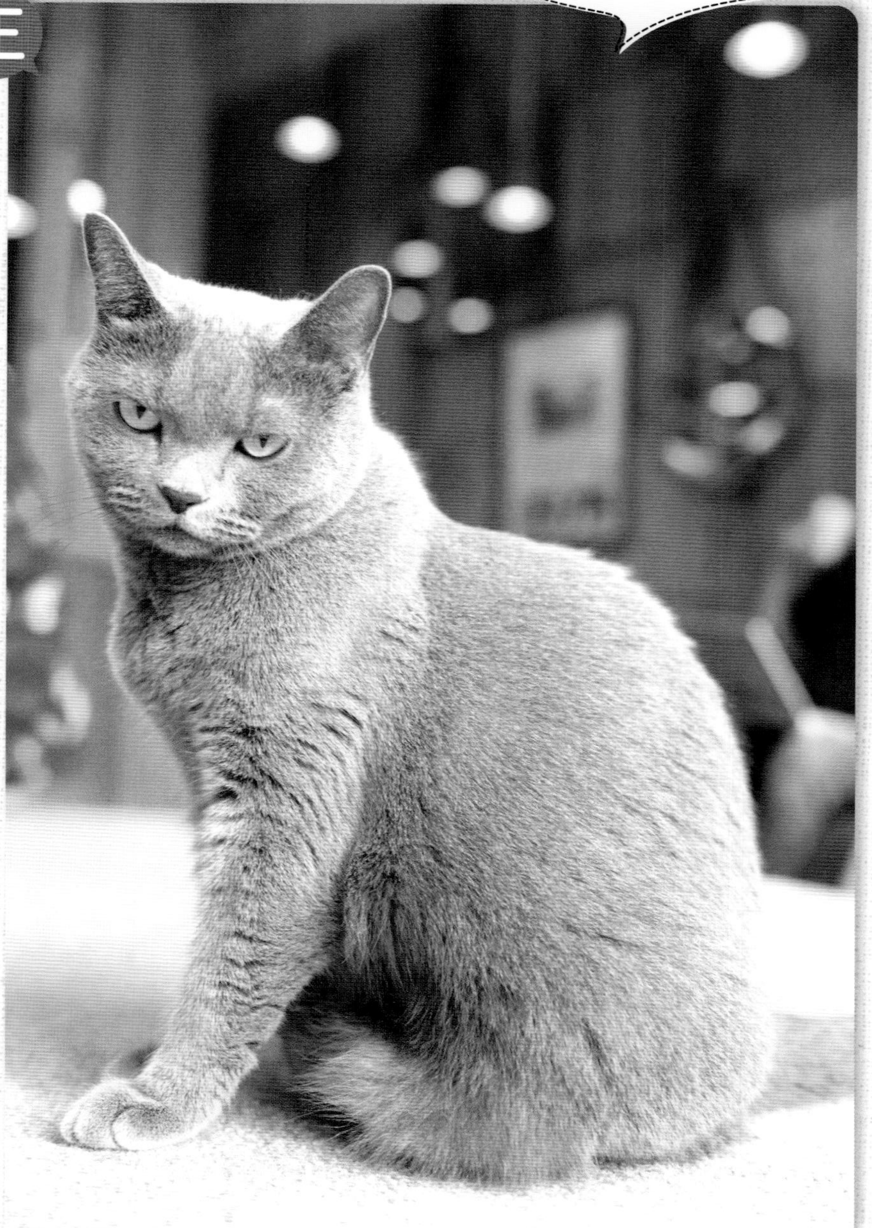

誤

まちがいは5つ。1分で探してにゃ。

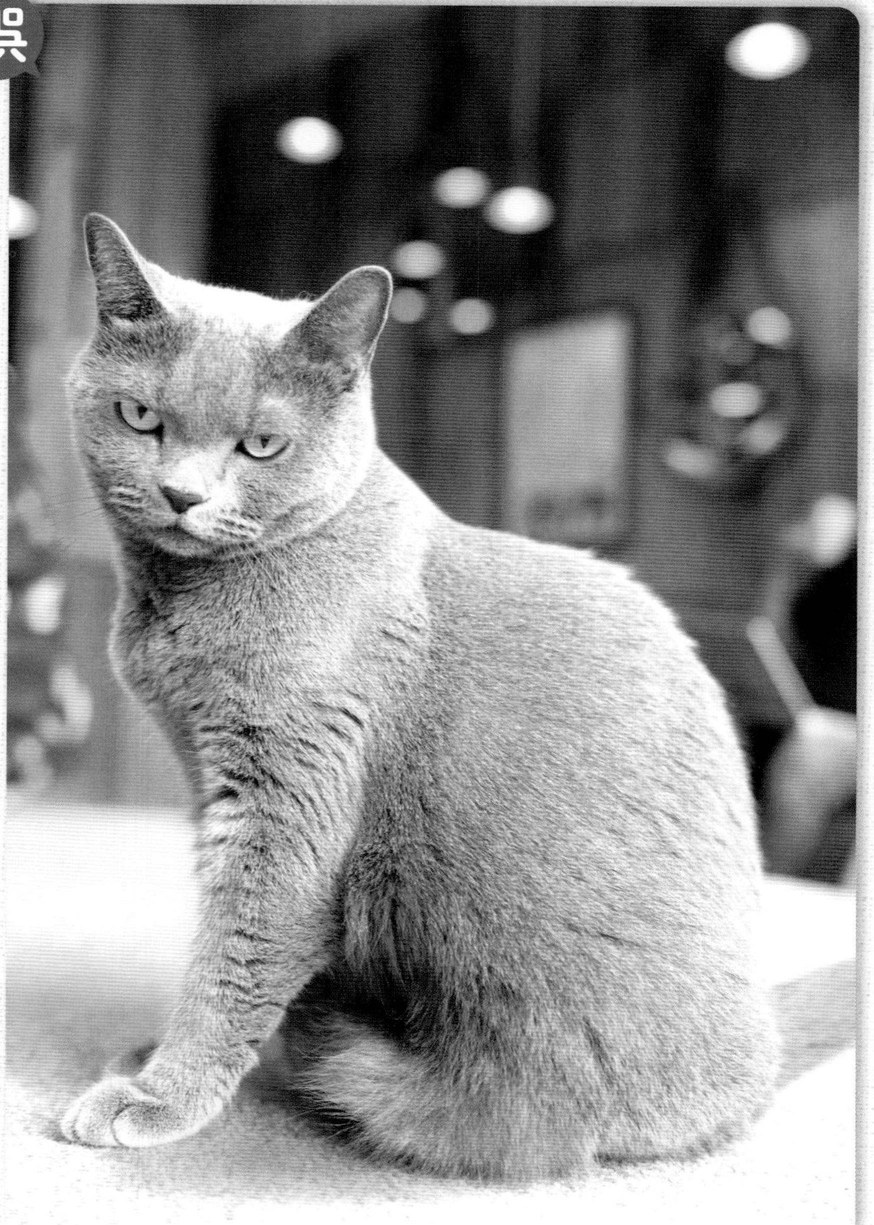

解答は64ページ

5 グラサンねこ

おぉ、今日は
ピンクのカリカリか！
めずらしいな

1分で見つけた数	個
全部見つけるまでの時間	分　秒

正

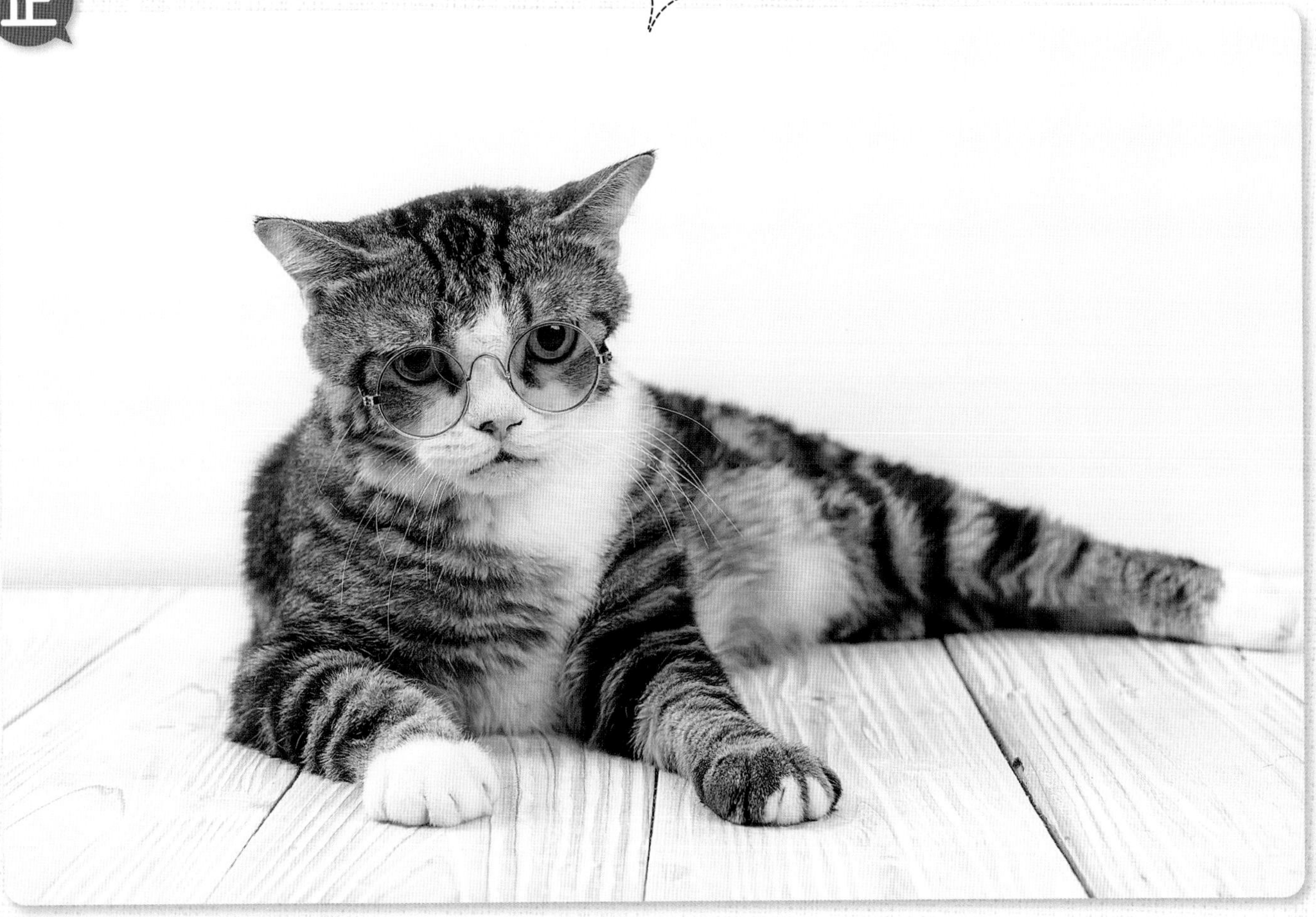

誤　まちがいは５つ。１分で探してにゃ。

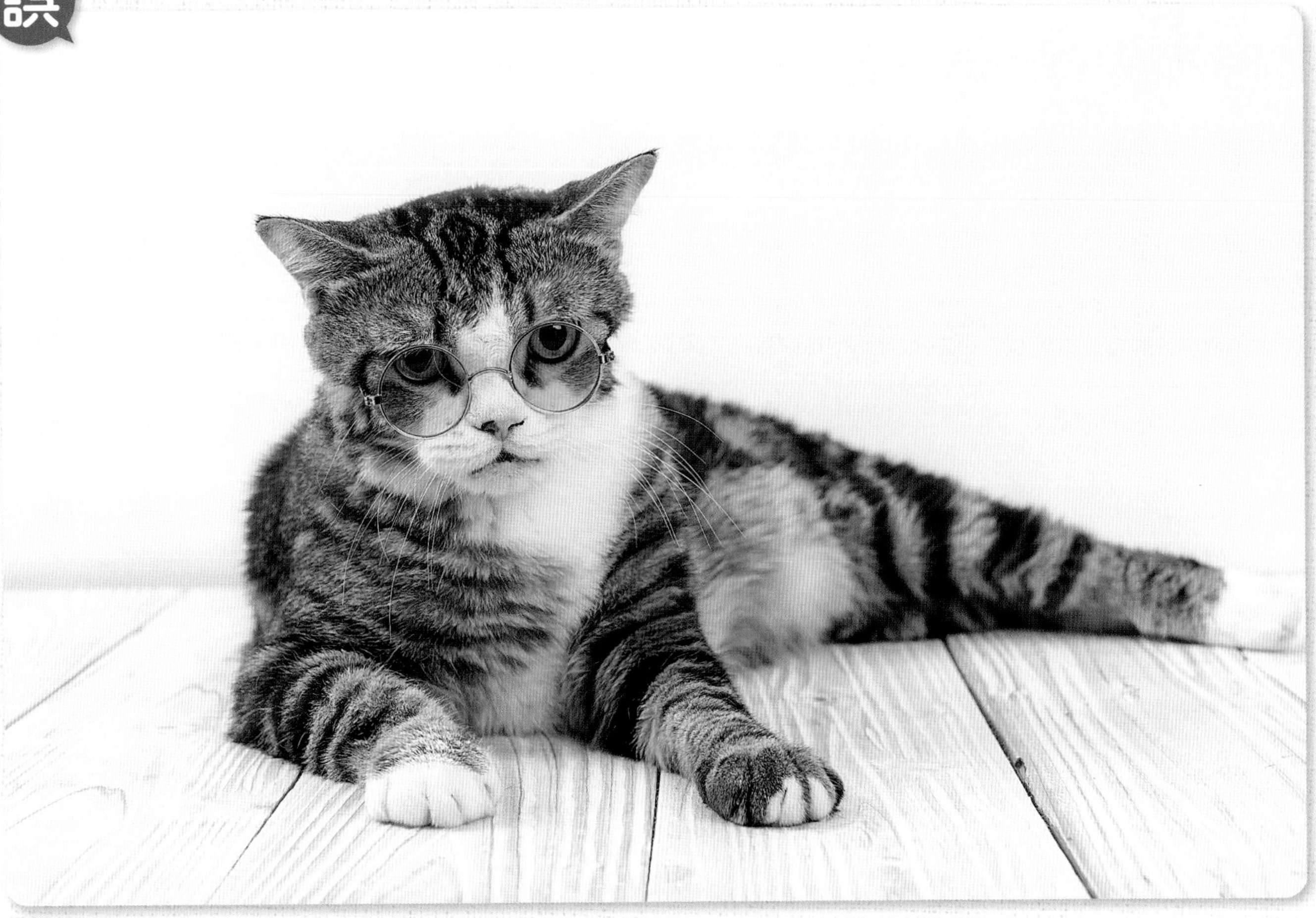

➡解答は64ページ

6 神父にゃん

では、
指輪の交換を

1分で見つけた数	個
全部見つけるまでの時間	分　秒

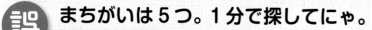

正

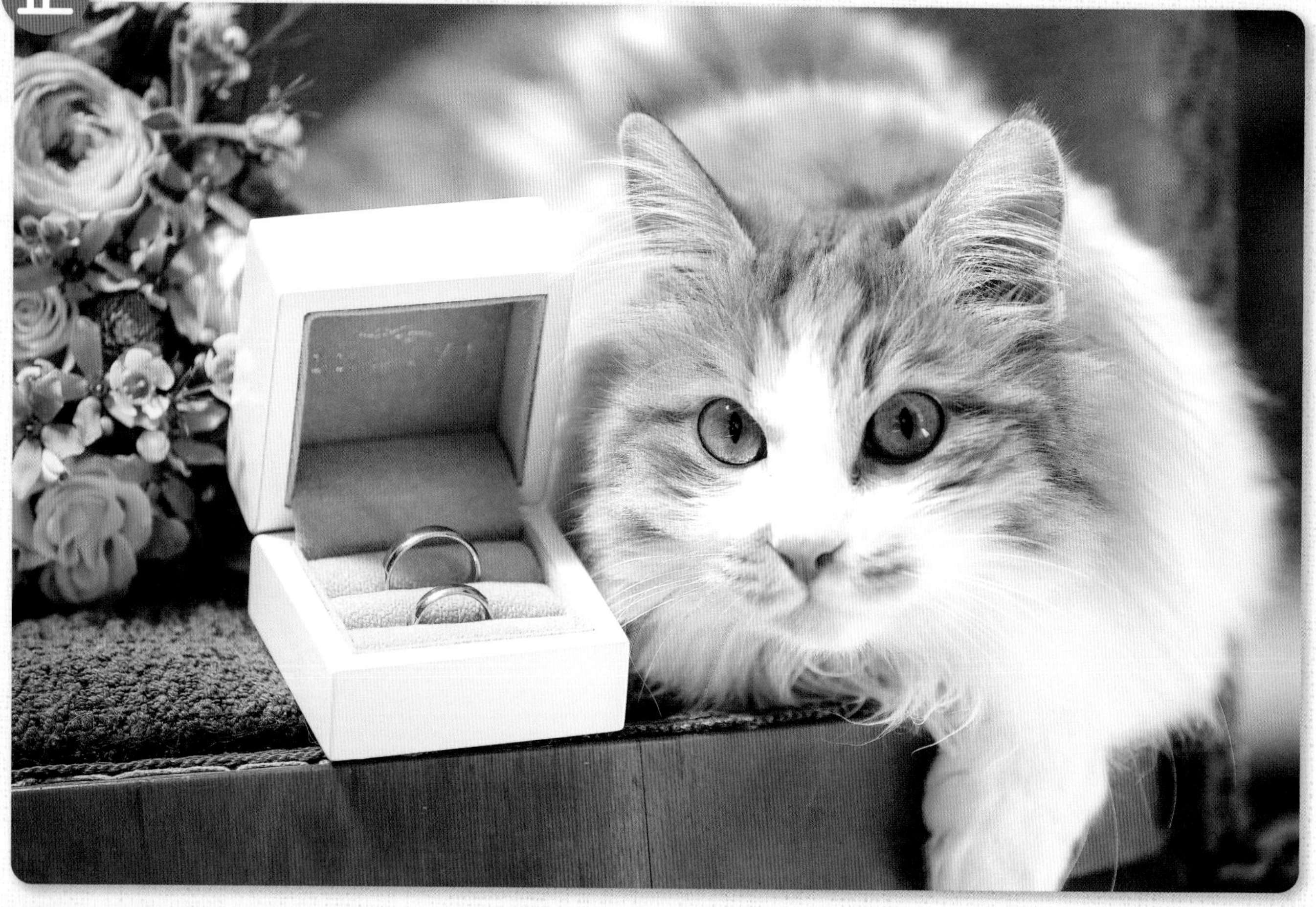

誤　まちがいは5つ。1分で探してにゃ。

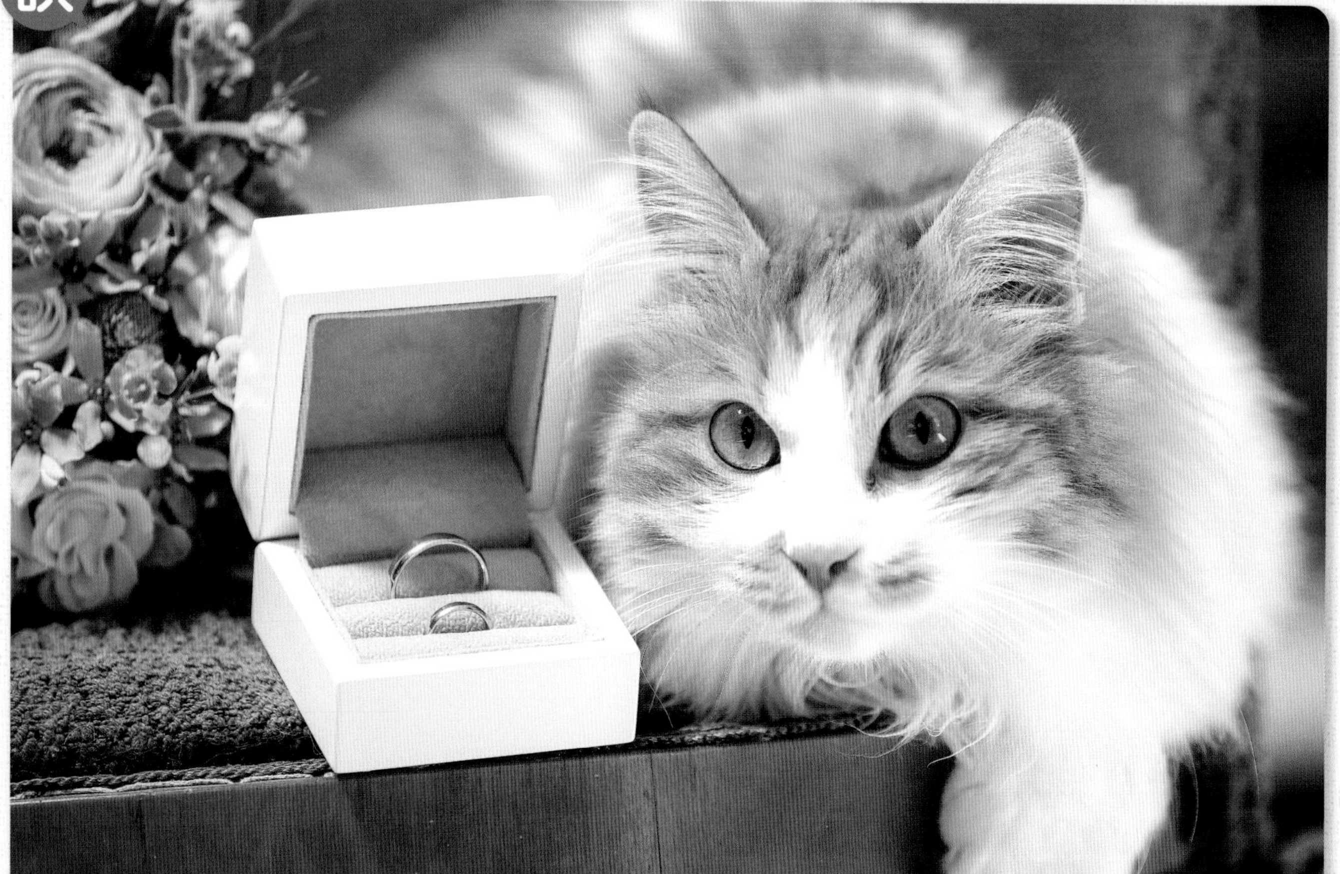

➡解答は64ページ

7 日本の行く末考えねこ

すべてのねこに
カリカリを

1分で見つけた数	個
全部見つけるまでの時間	分　秒

正

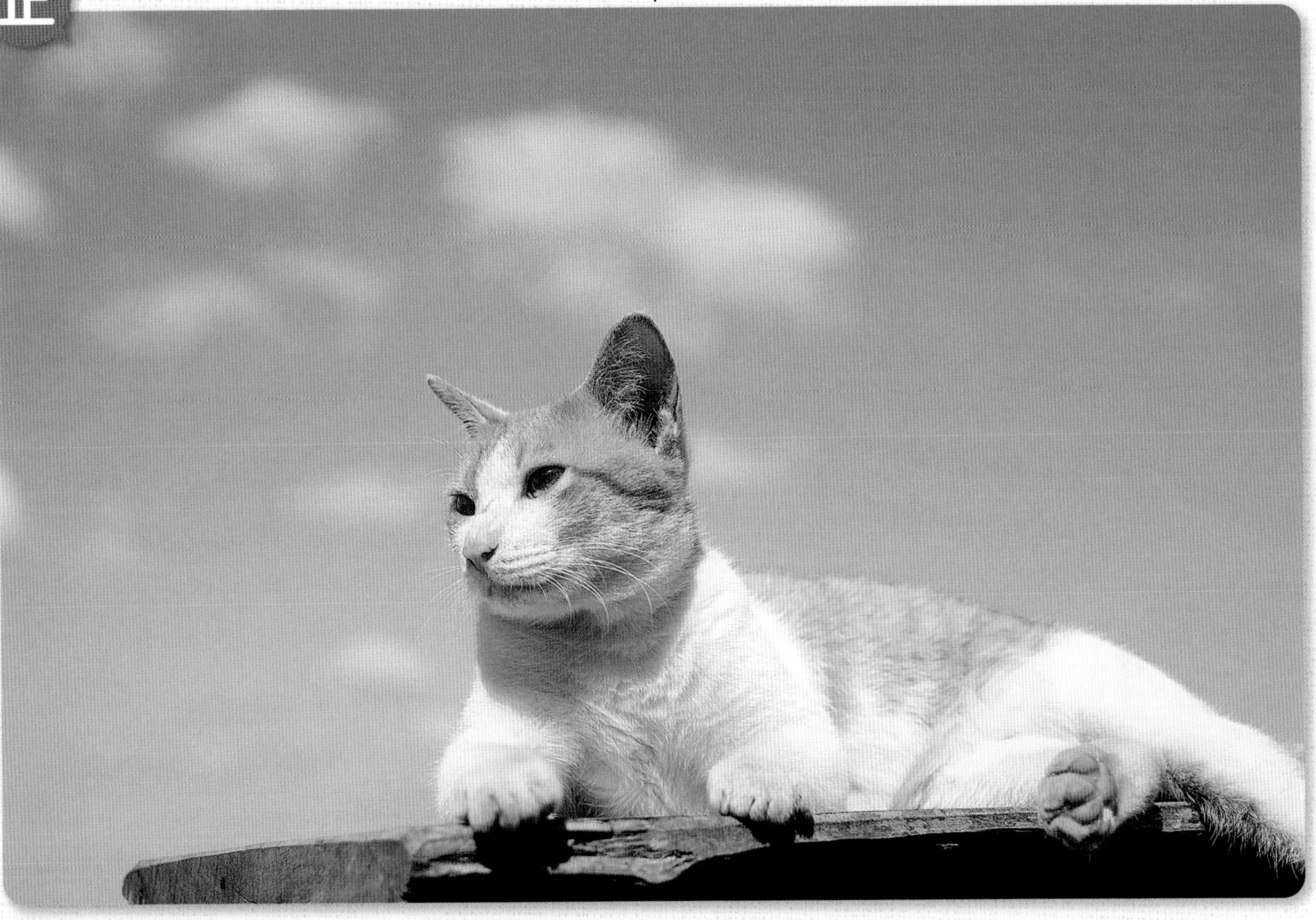

誤

まちがいは5つ。1分で探してにゃ。

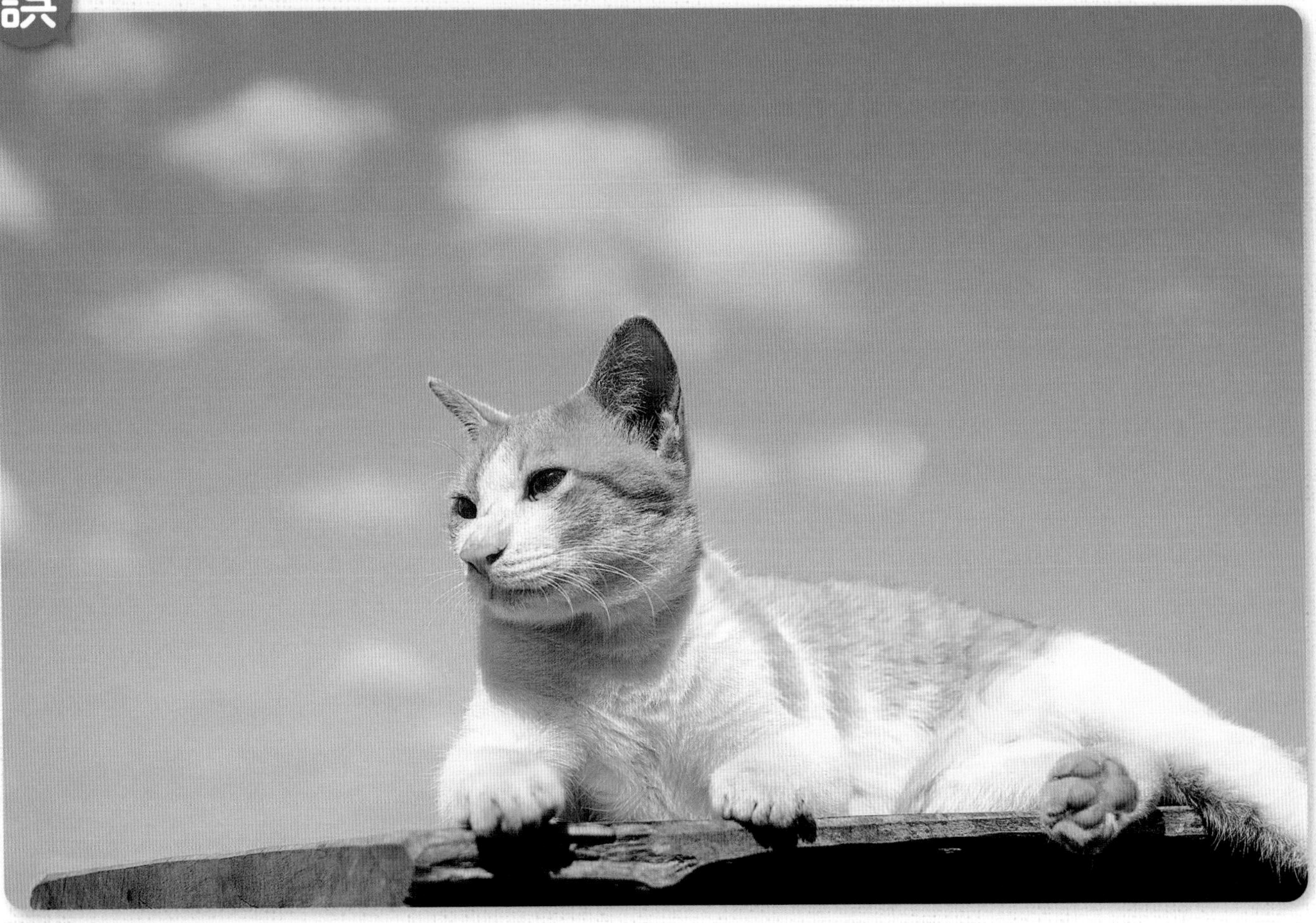

➡解答は64ページ

8 予想的中ねこ

今日はご主人の給料日。
そしてこのにおいは
確実にオレのおやつだな。
フッ。かわいいやつ

1分で見つけた数	個
全部見つけるまでの時間	分　秒

正

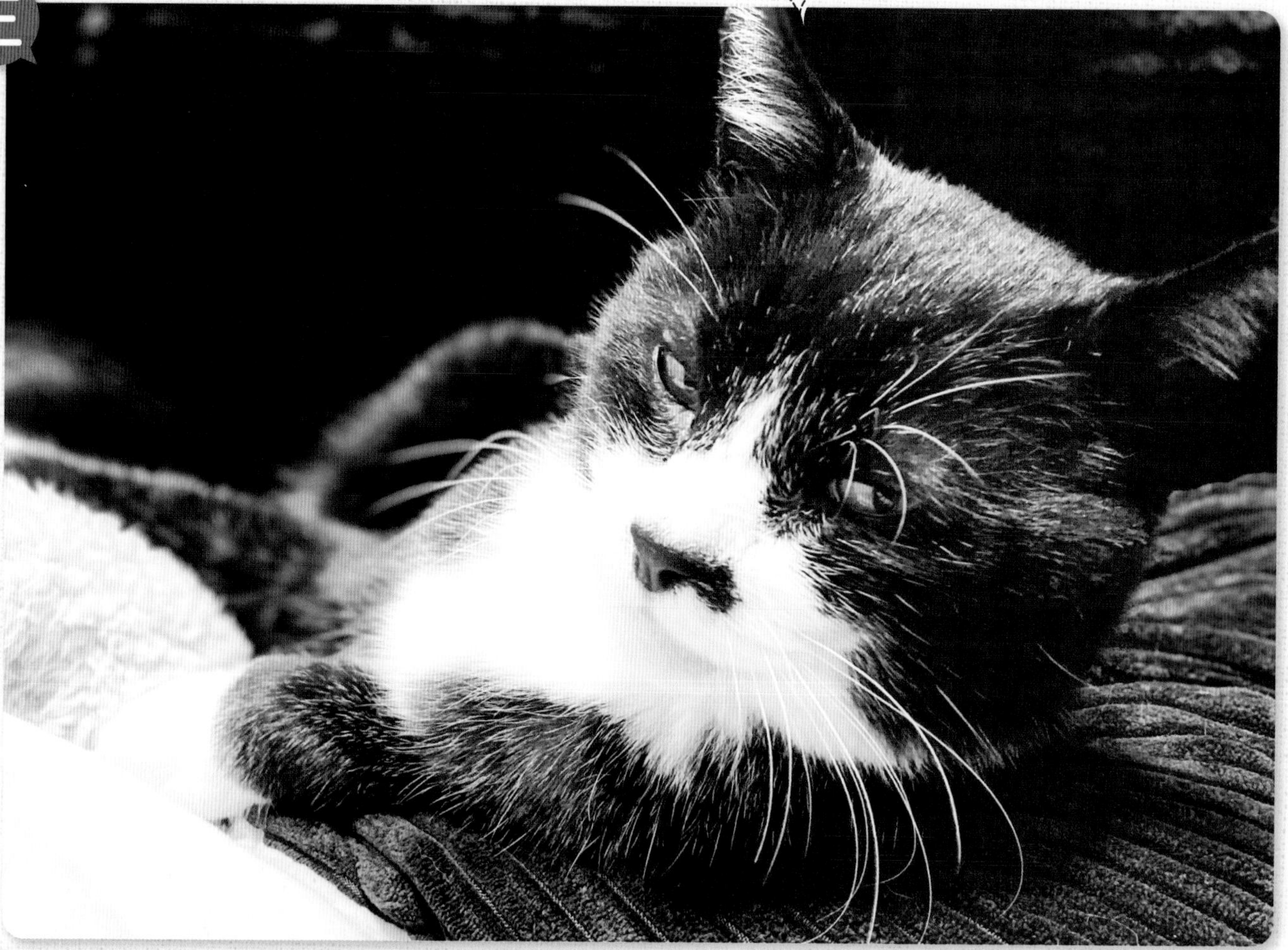

誤

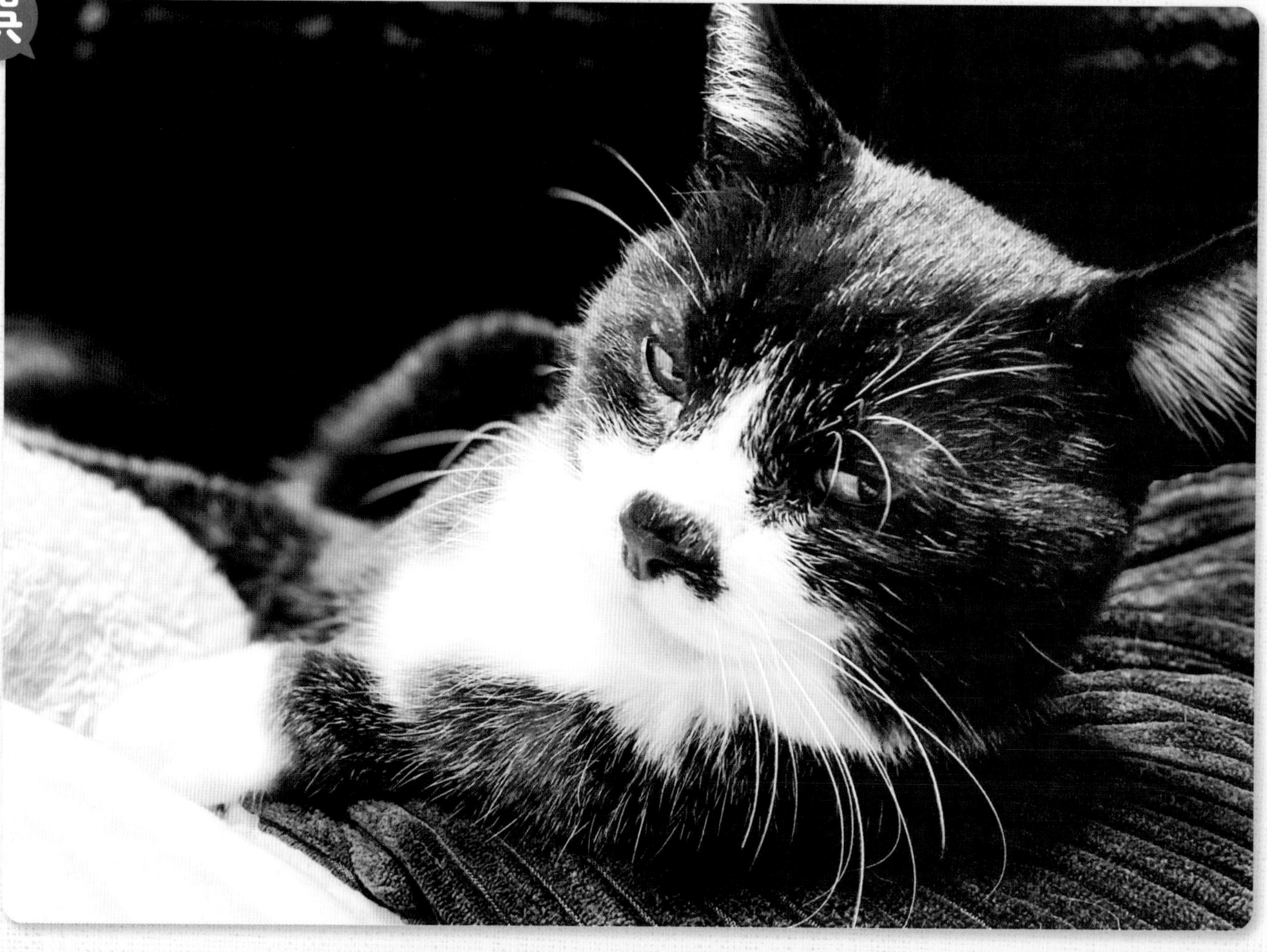

まちがいは5つ。1分で探してにゃ。

➡解答は65ページ

9 レディーニャースト

1分で見つけた数	個
全部見つけるまでの時間	分　秒

女性の方は
どうぞこちらに
お座りください

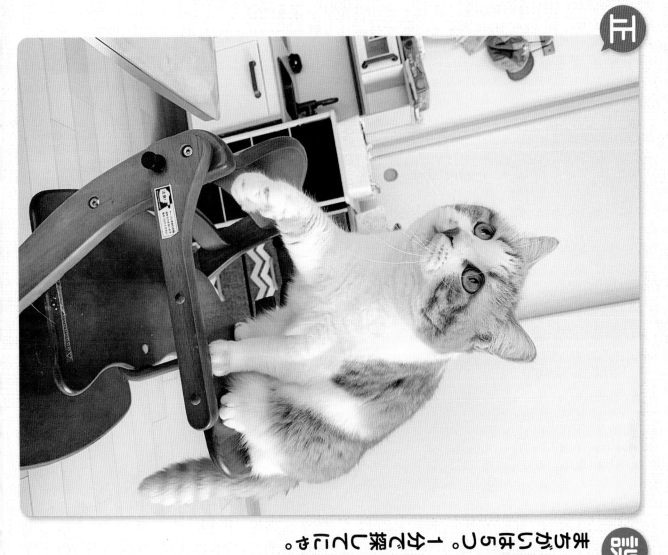

正

まちがいは5つ。1分で探してにゃ。

誤

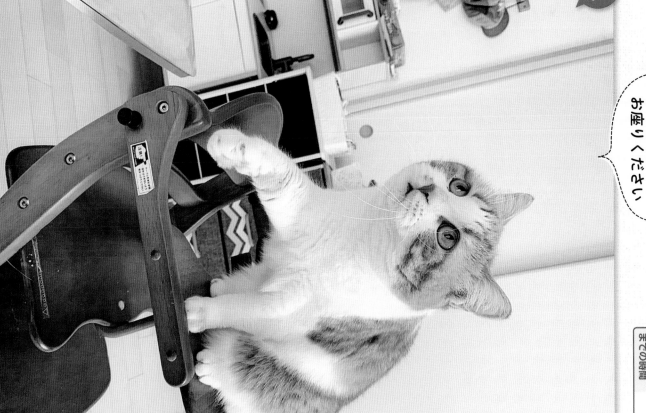

➡解答は65ページ

10 ネクタイ曲がりねこ

お、お見合い写真ですか？
いいでしょう、
男前に撮ってください

1分で見つけた数	個
全部見つけるまでの時間	分　秒

正

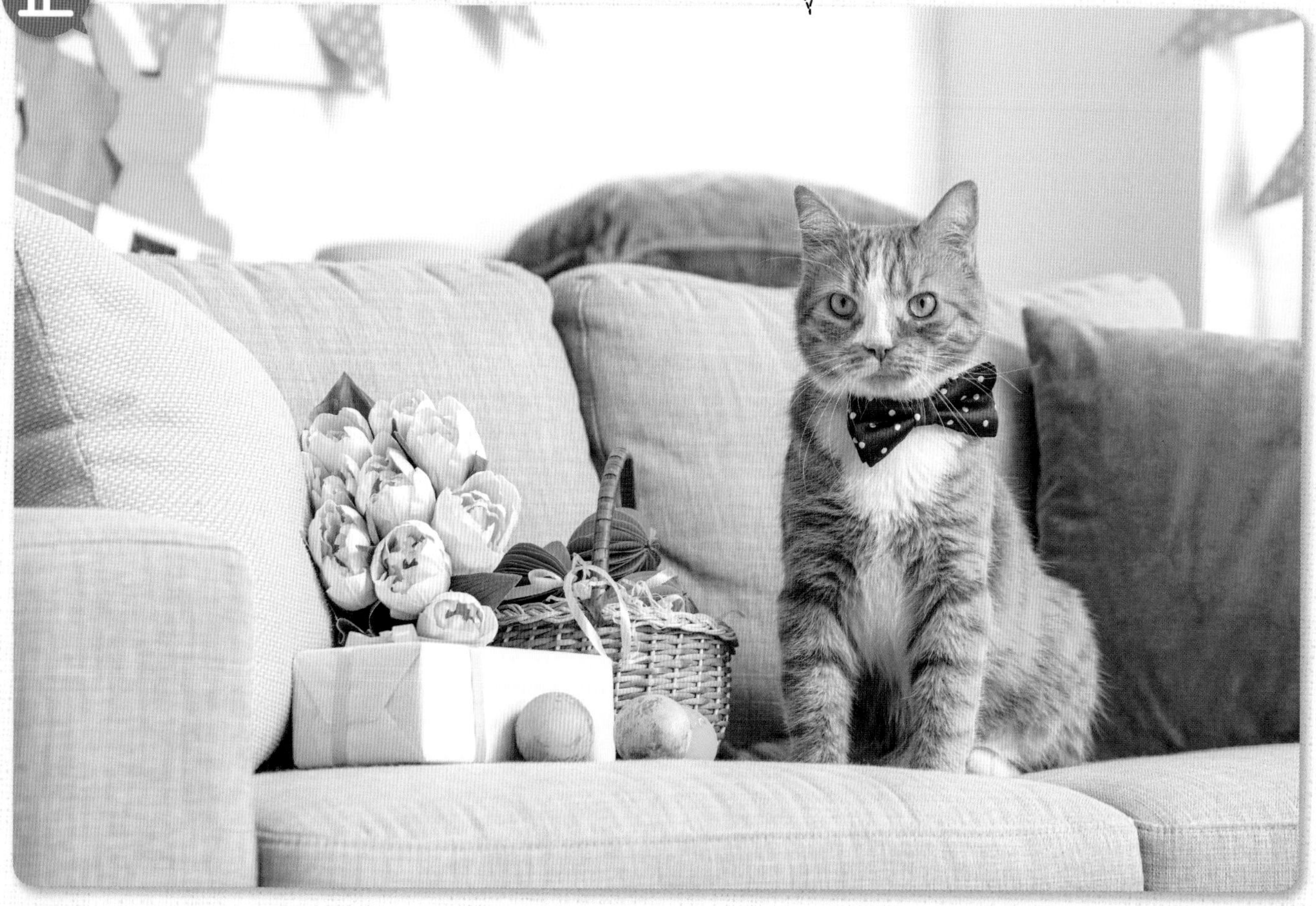

誤　まちがいは5つ。1分で探してにゃ。

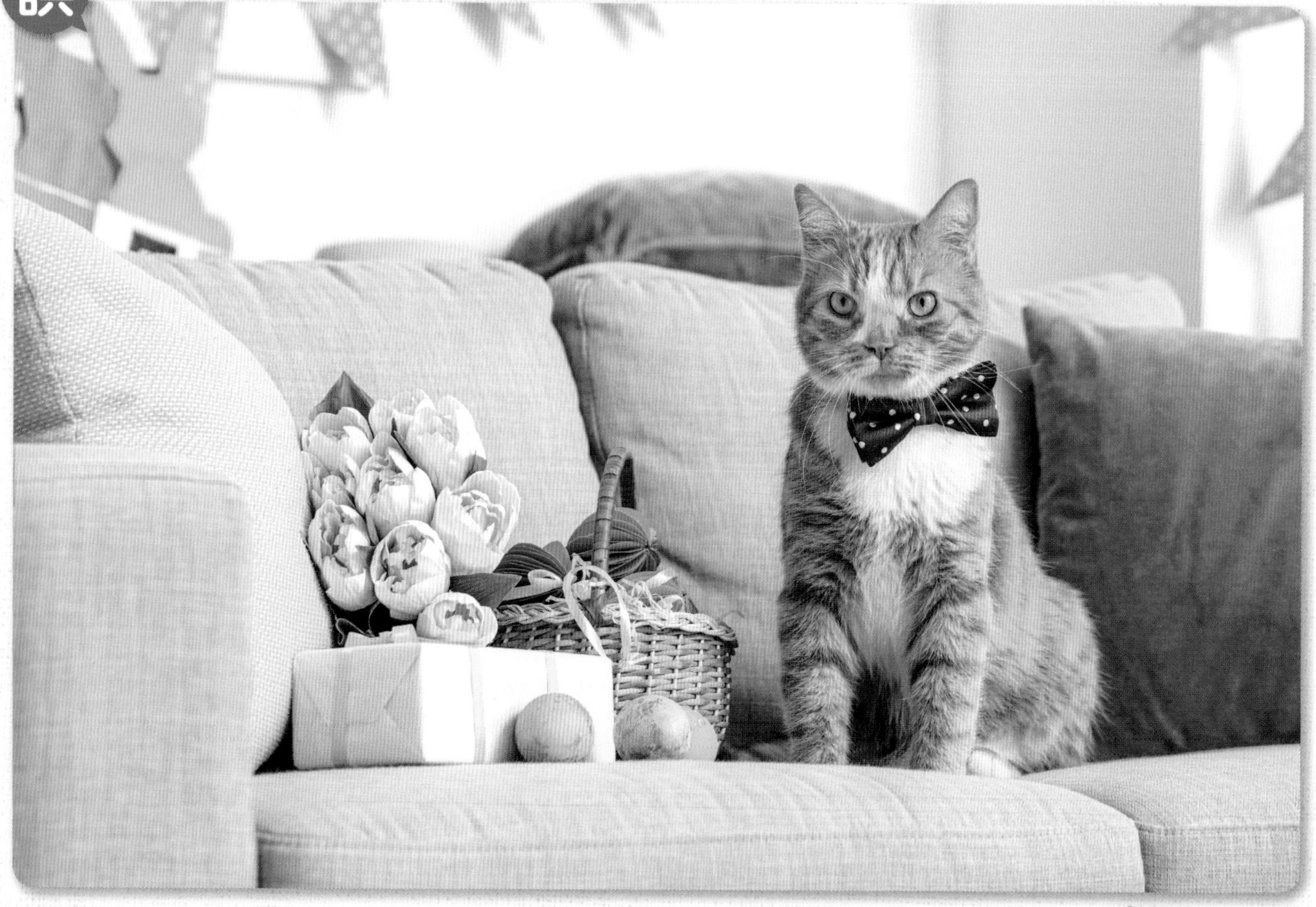

➡解答は65ページ

11 感激ねこ

イケメンねこって…
控え目にいって最高にゃ

1分で見つけた数	個
全部見つけるまでの時間	分　秒

正

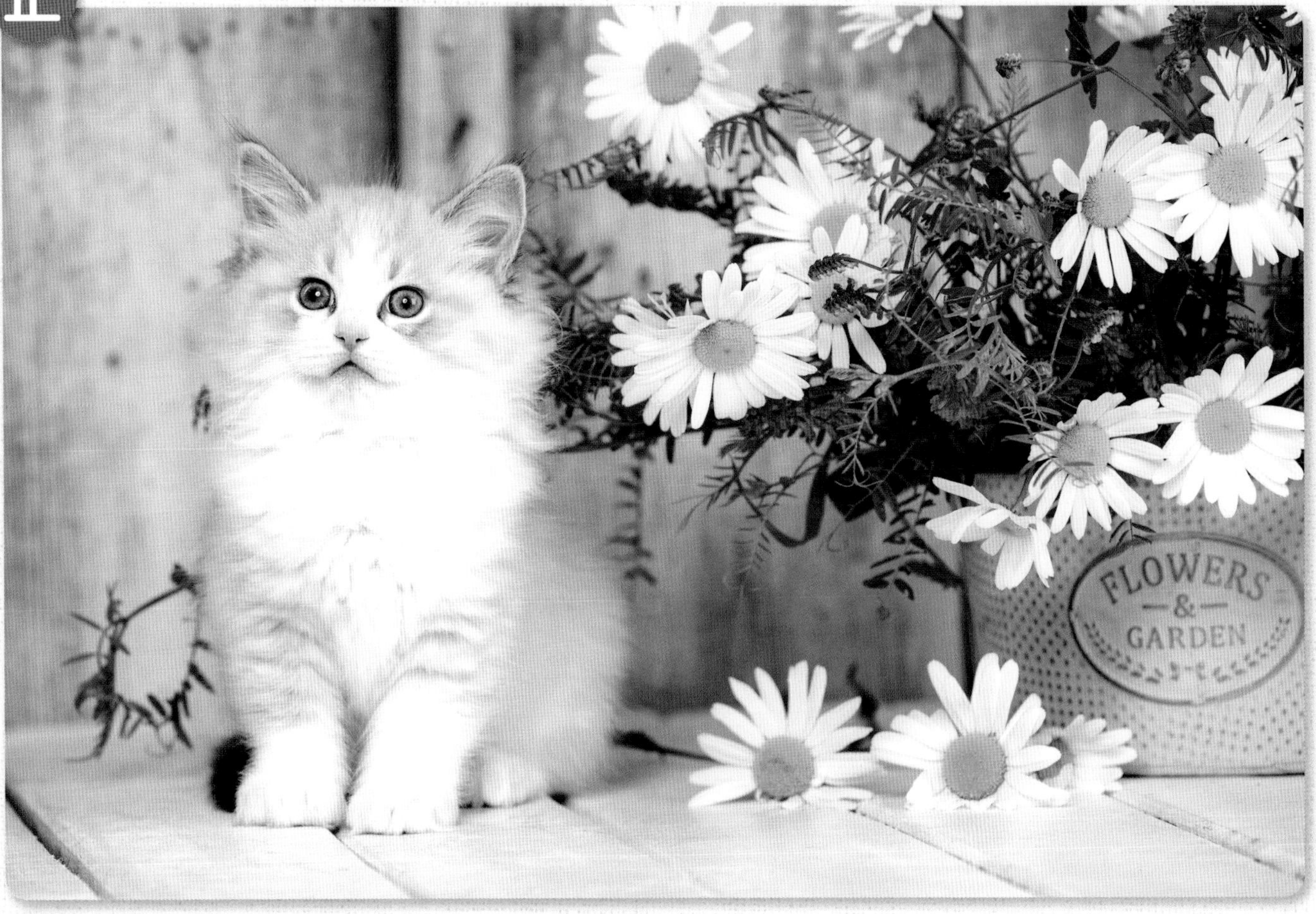

誤　まちがいは5つ。1分で探してにゃ。

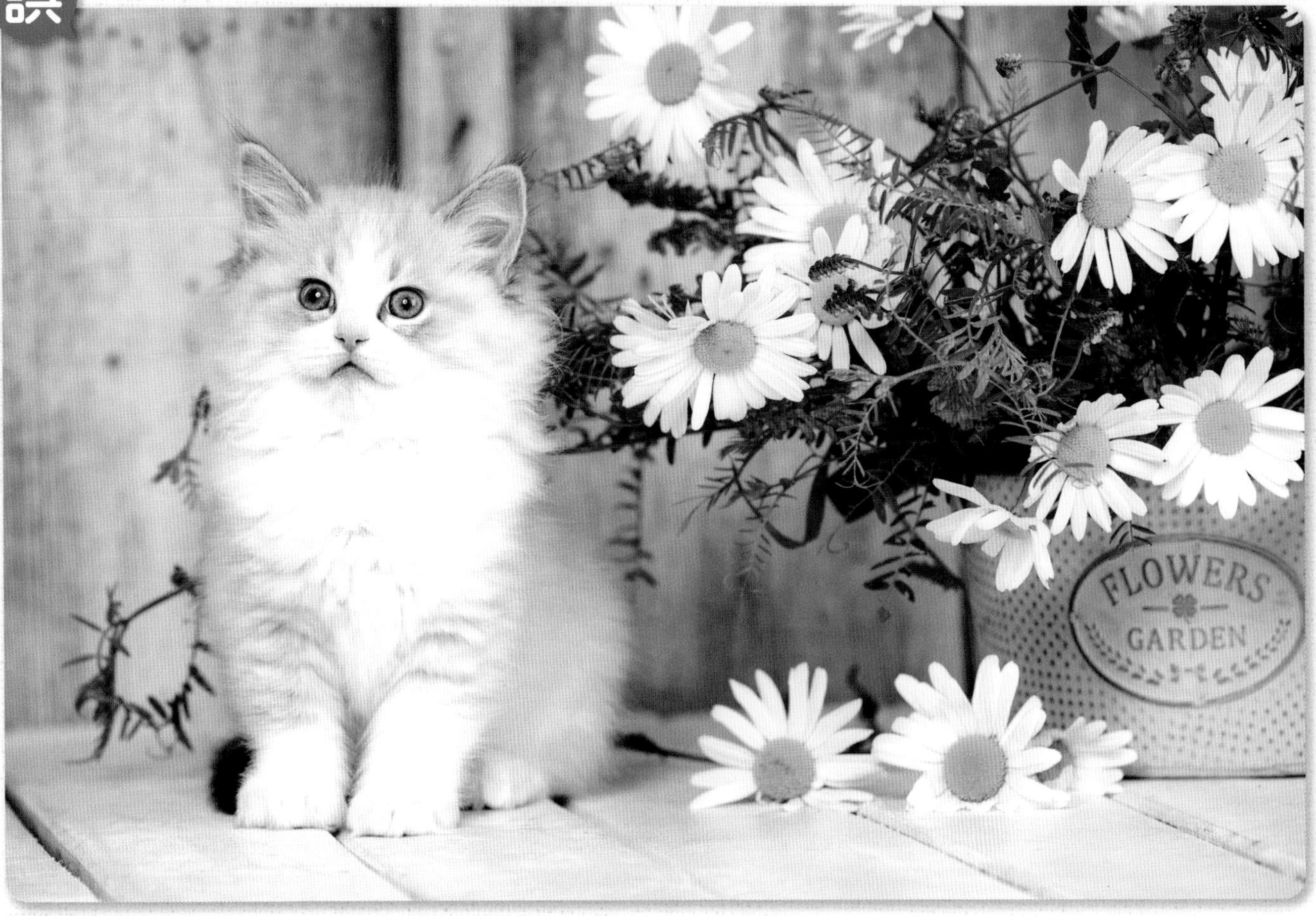

➡解答は65ページ

12 スノーにゃん

1分で見つけた数	個
全部見つけるまでの時間	分　秒

私の作品です

正

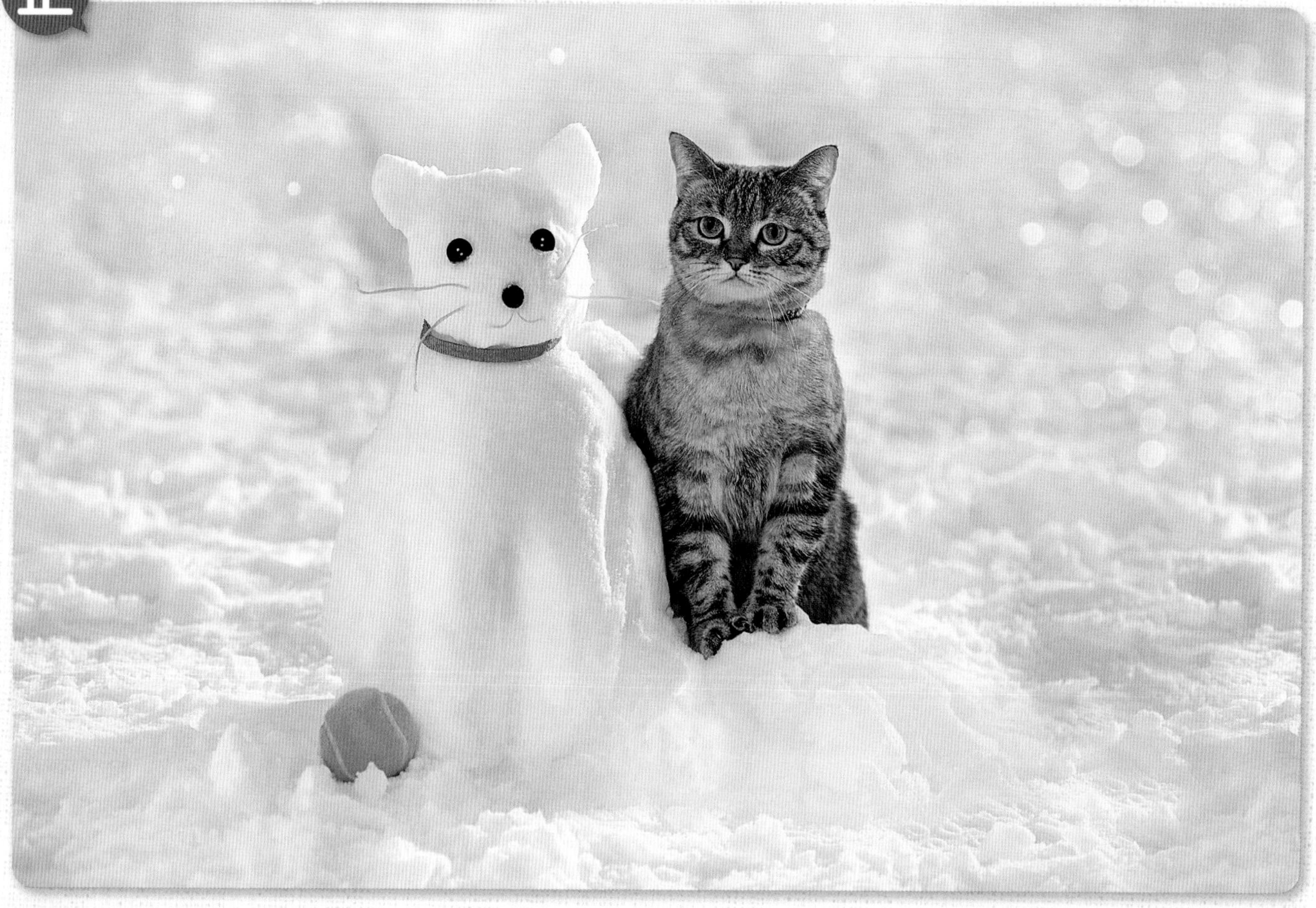

誤　まちがいは5つ。1分で探してにゃ。

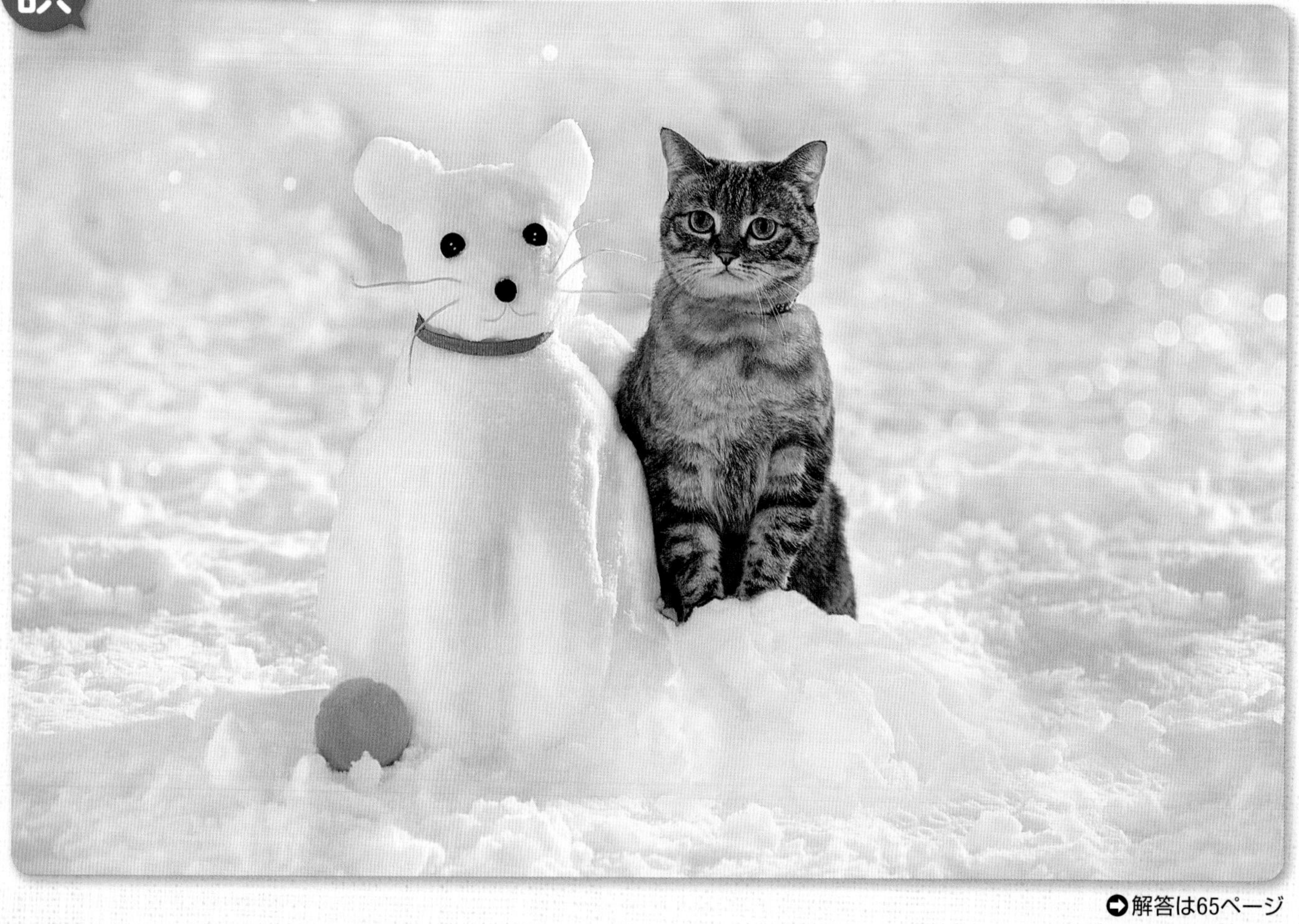

➡解答は65ページ

13 花よりにゃんこ

どうもこんにちは。
桜の精です

1分で見つけた数	個
全部見つけるまでの時間	分　秒

正

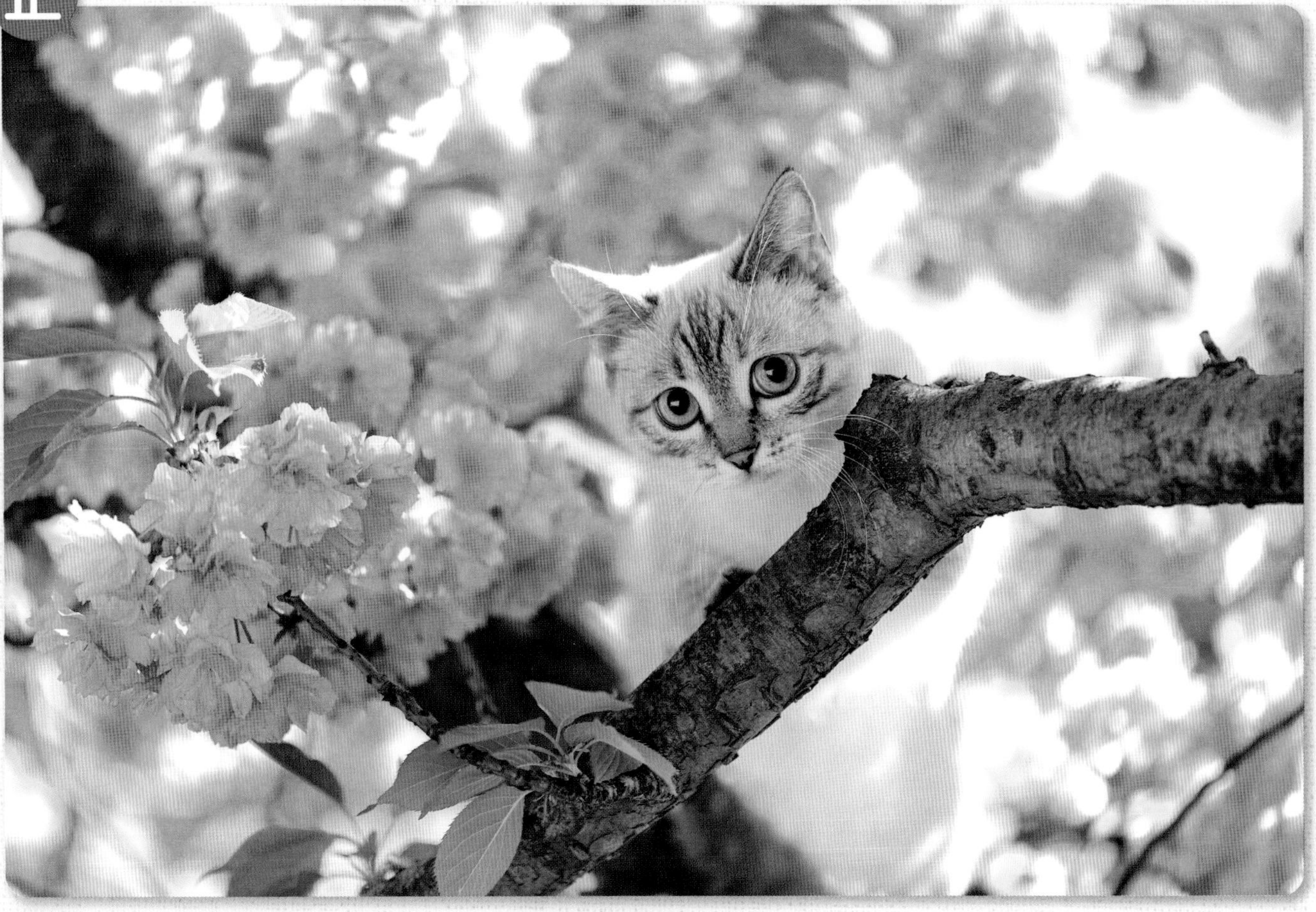

誤

まちがいは5つ。1分で探してにゃ。

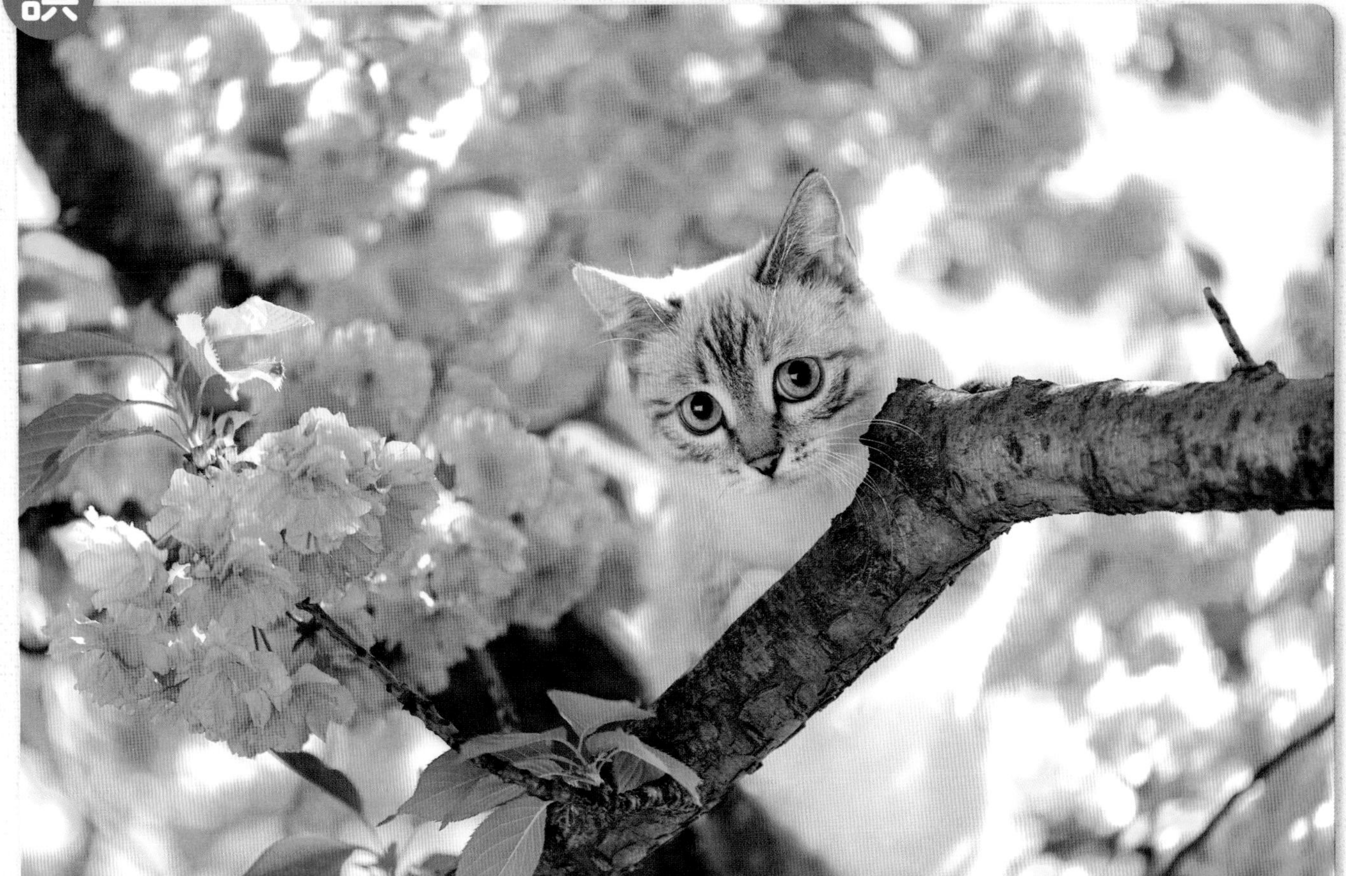

➡解答は65ページ

14 入園ねこ

ママあのね、
ボクひよこ組だったよ～

1分で見つけた数	個
全部見つけるまでの時間	分　秒

正

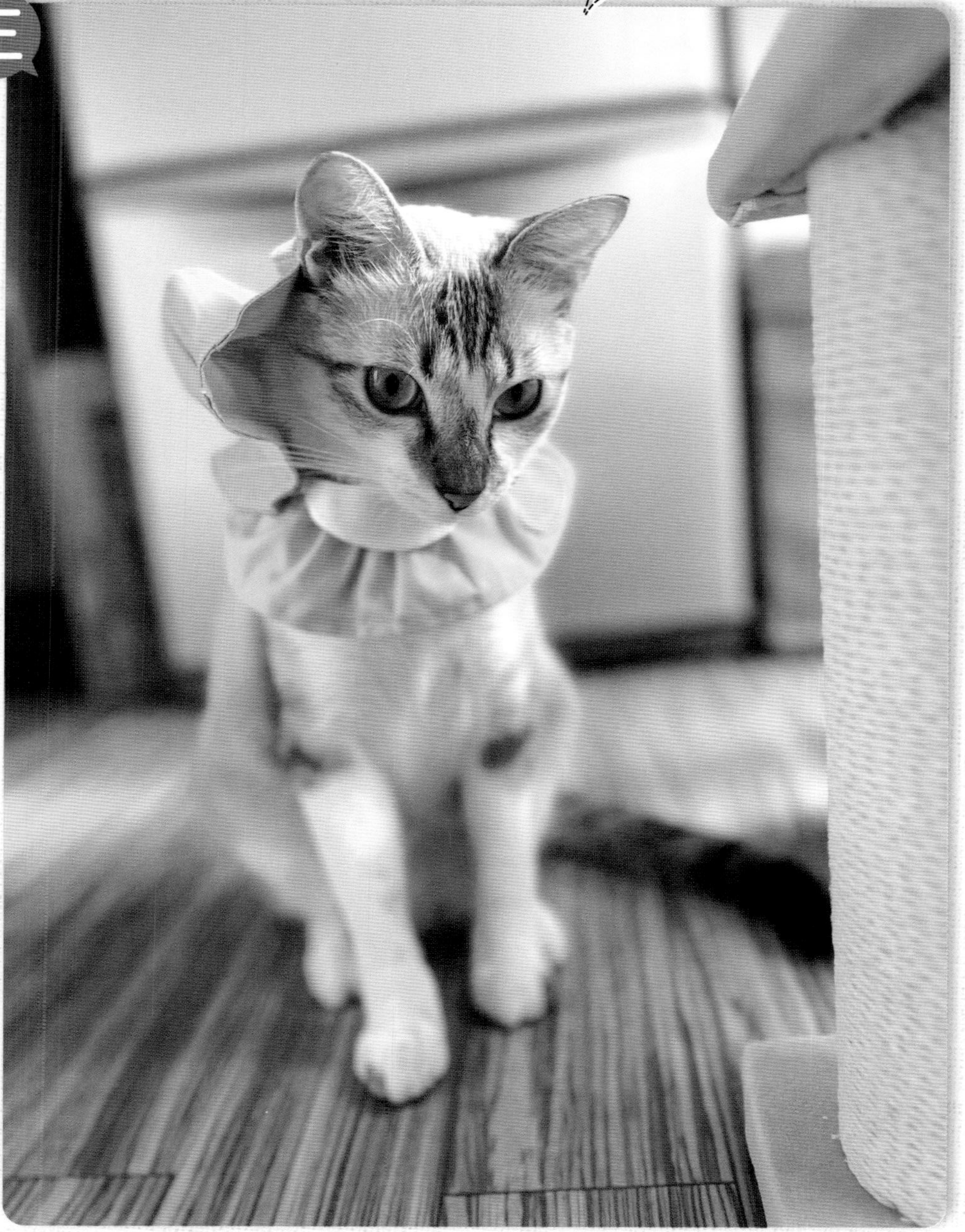

誤

まちがいは5つ。1分で探してにゃ。

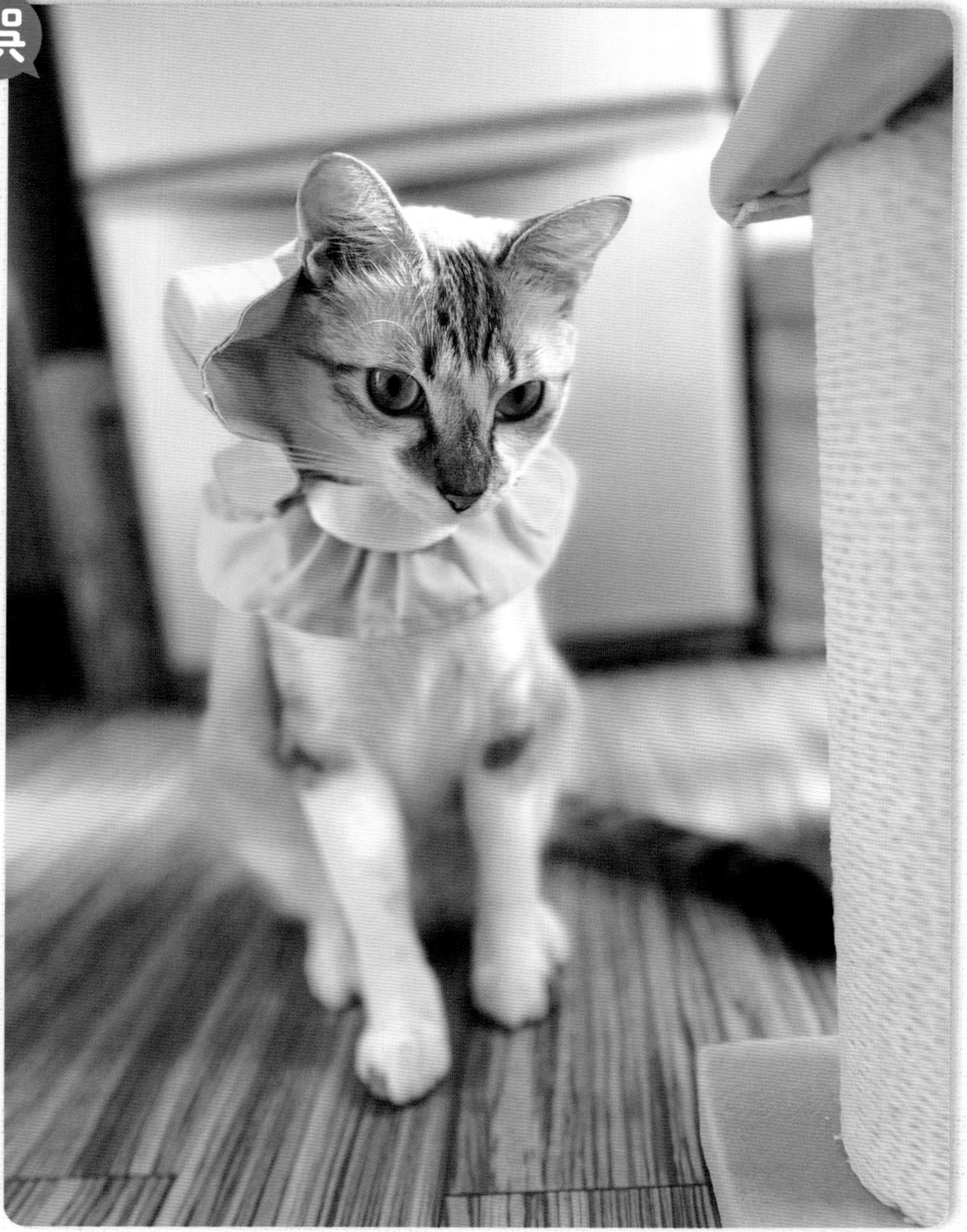

➡解答は65ページ

千葉県／ねこねこねーこさんちのコロくん

15 地上に出たねこ

お布団トンネル
開通〜

1分で見つけた数	個
全部見つけるまでの時間	分　秒

正

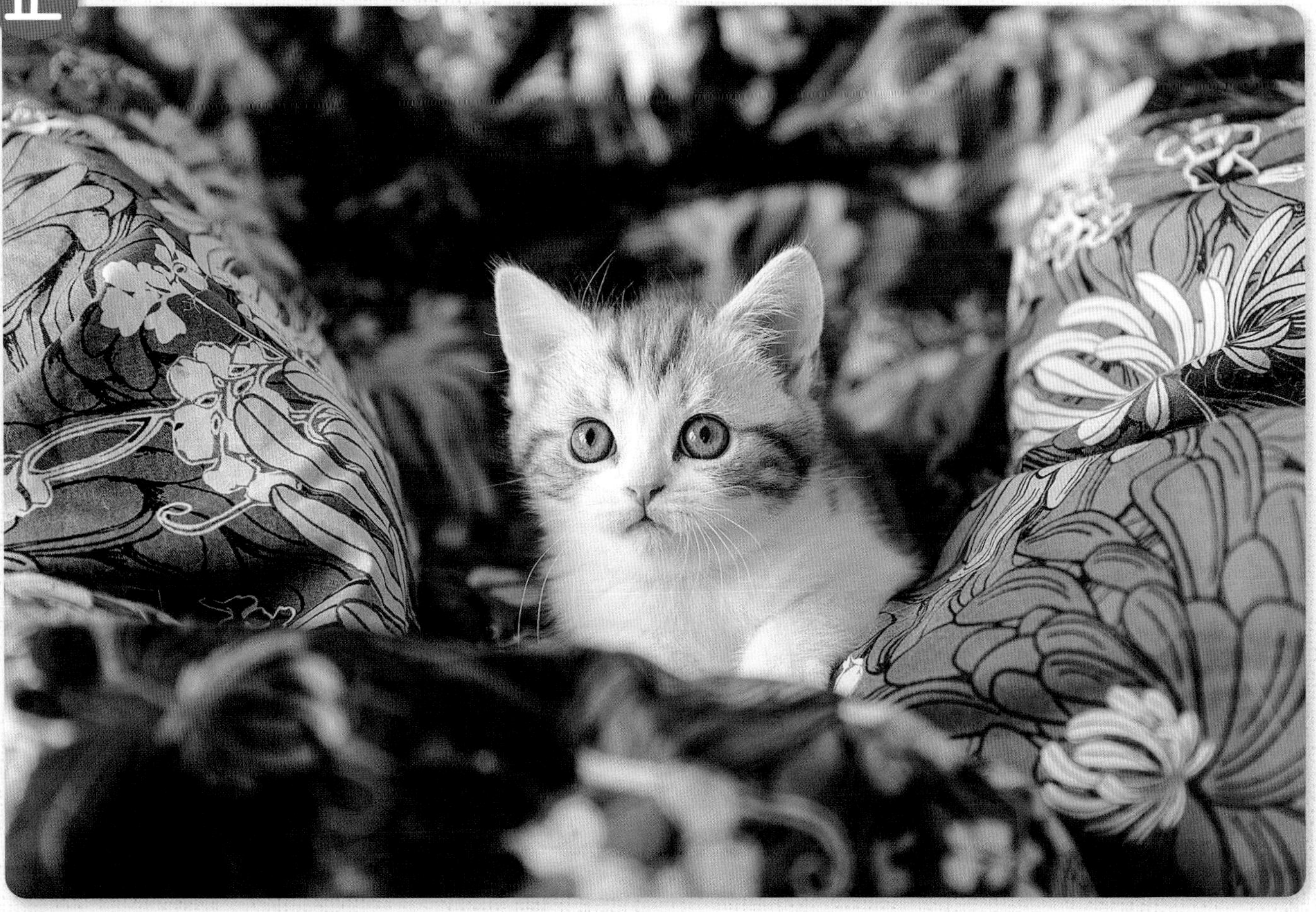

誤　まちがいは5つ。1分で探してにゃ。

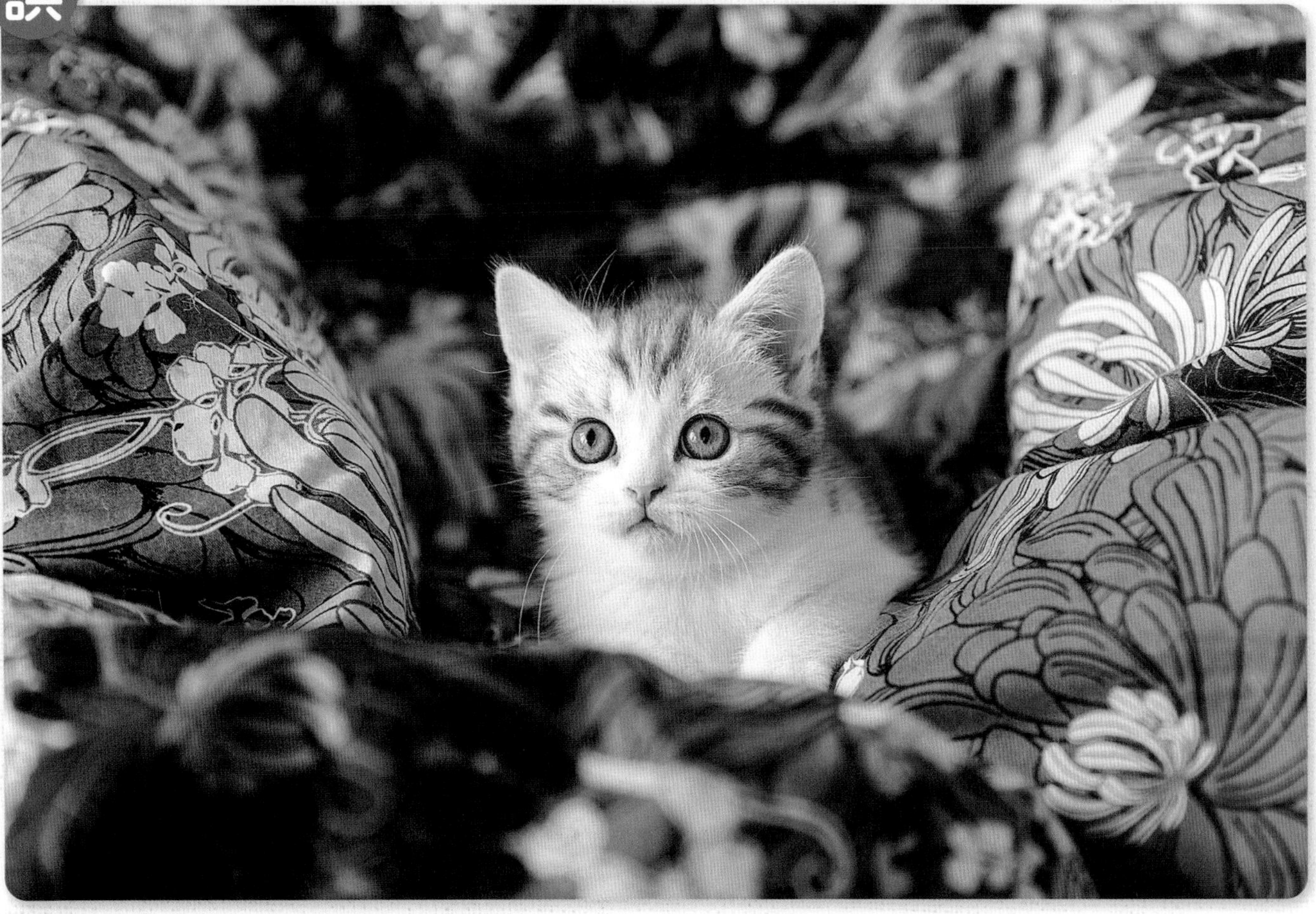

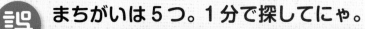

➡解答は65ページ

16 緊迫ねこ

1分で見つけた数	個
全部見つけるまでの時間	分　秒

正

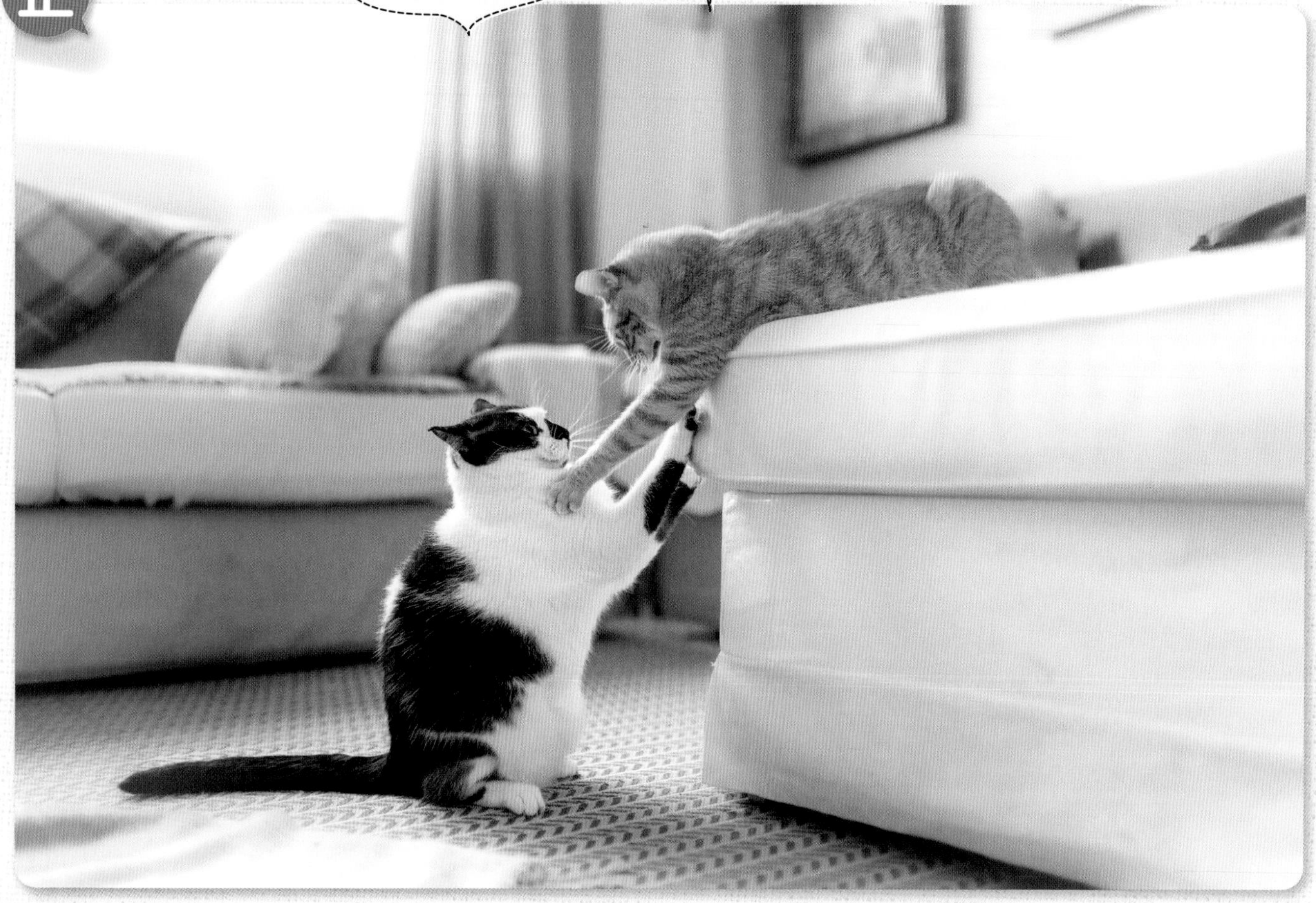

誤　まちがいは５つ。１分で探してにゃ。

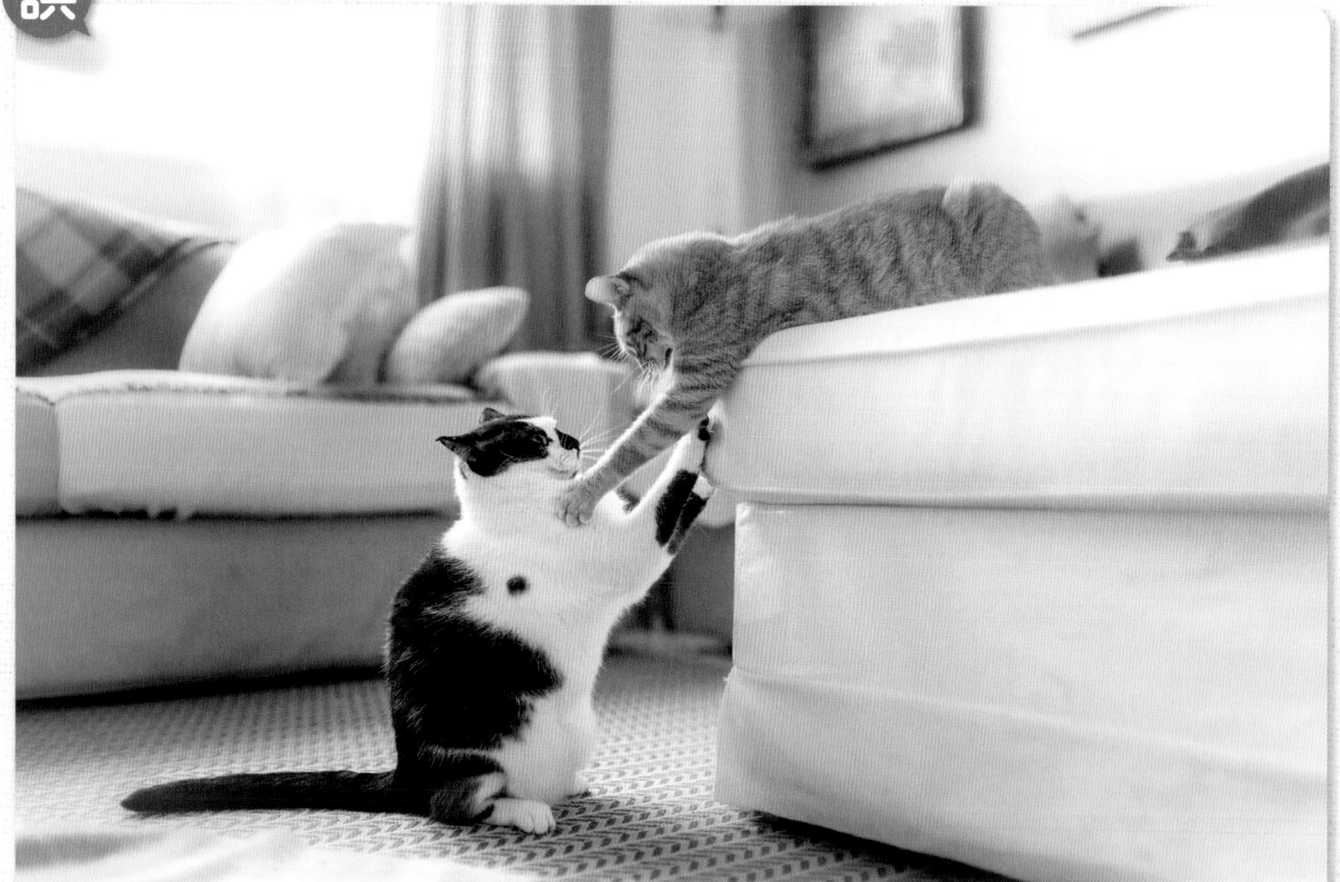

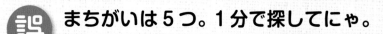

➡解答は66ページ

17 片思い暴走ねこ

ねこ三郎くんから
メールの返事
１分待ってもこにゃい。
嫌われたかにゃ…

1分で見つけた数	個
全部見つけるまでの時間	分　秒

正

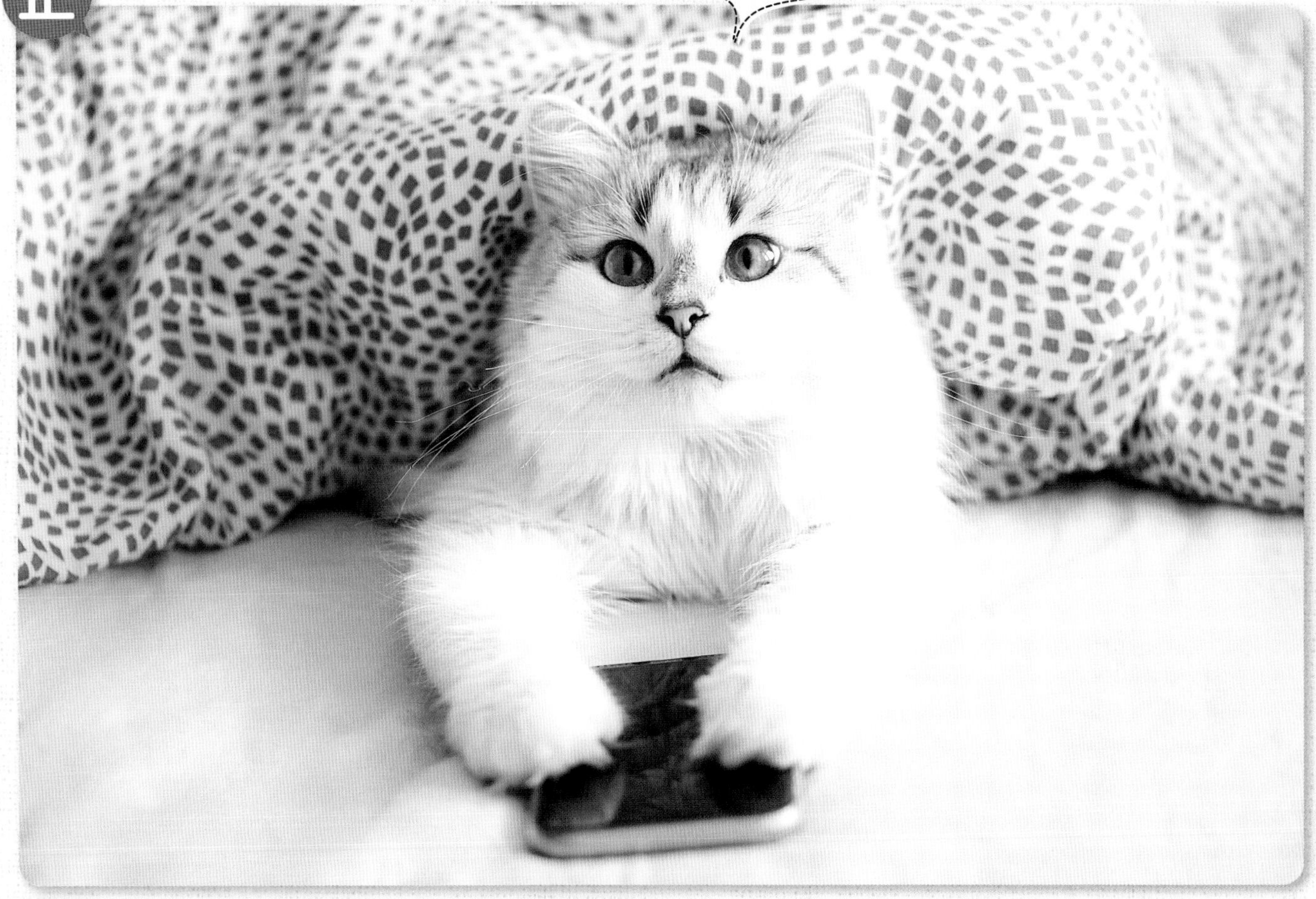

誤　まちがいは５つ。１分で探してにゃ。

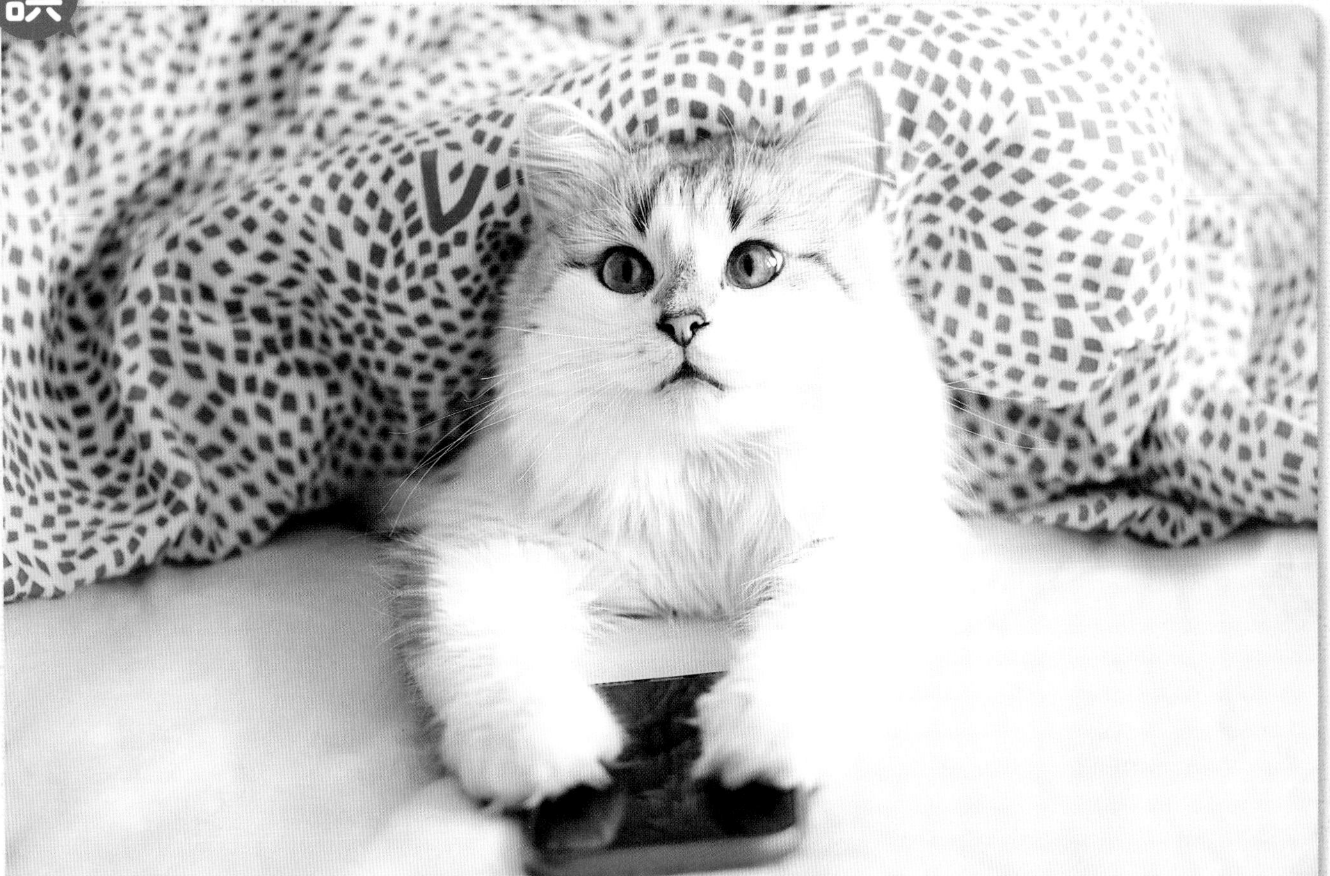

➡解答は66ページ

18 キュートねこ

正

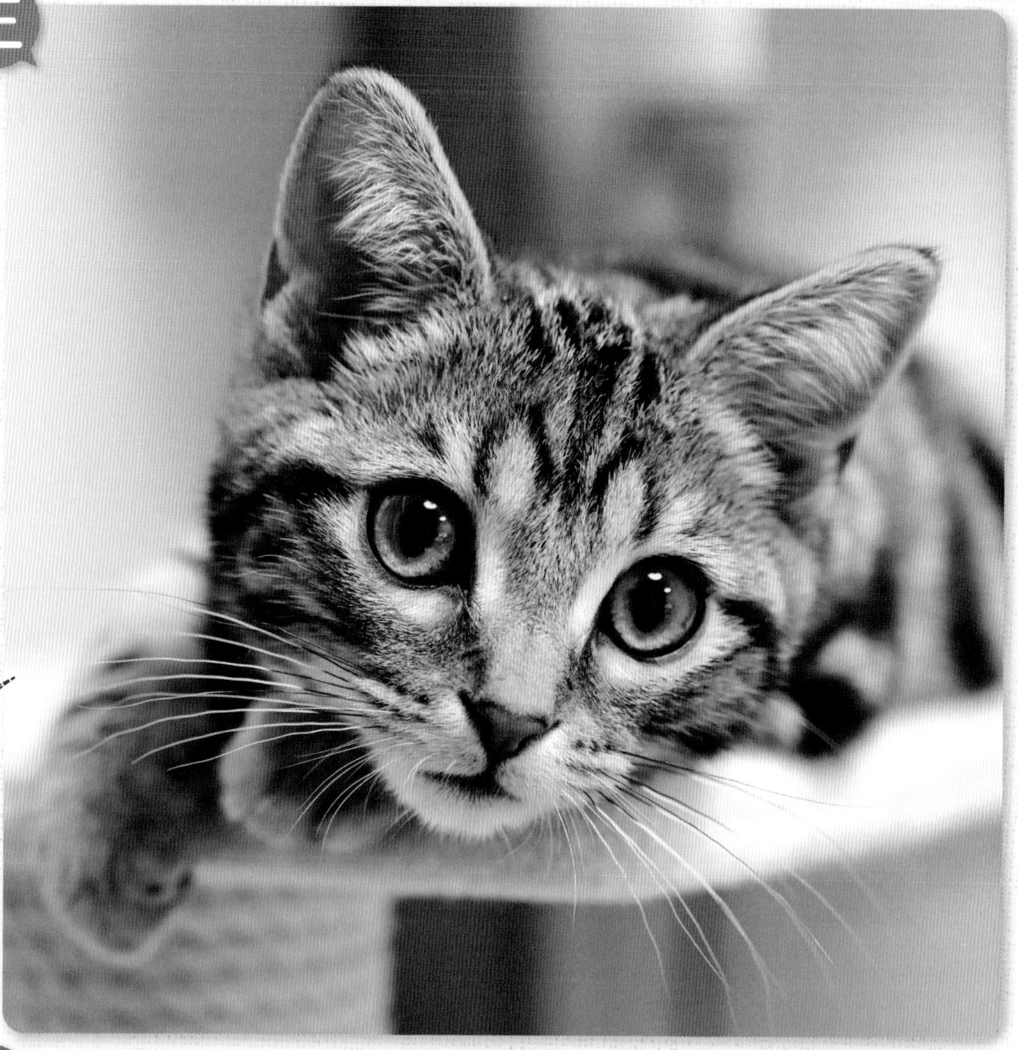

それで、
あなたはわたしを
どうしたいの？

誤

まちがいは5つ。1分で探してにゃ。

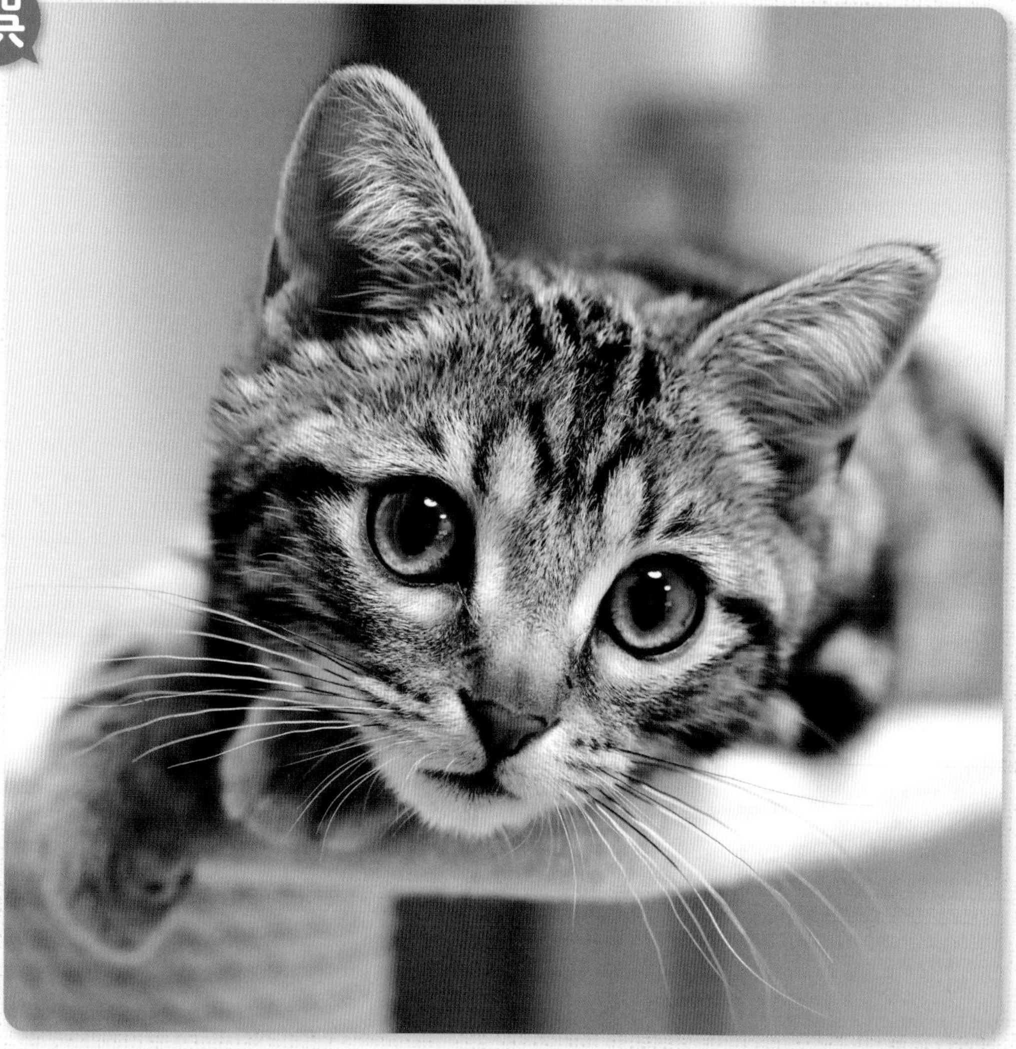

1分で見つけた数	個
全部見つけるまでの時間	分　秒

➡解答は66ページ

19 ダンディねこ

落ち着いて。
この人の癒しが終わったら、
次は君のところに行くよ

1分で見つけた数	個
全部見つけるまでの時間	分　秒

正

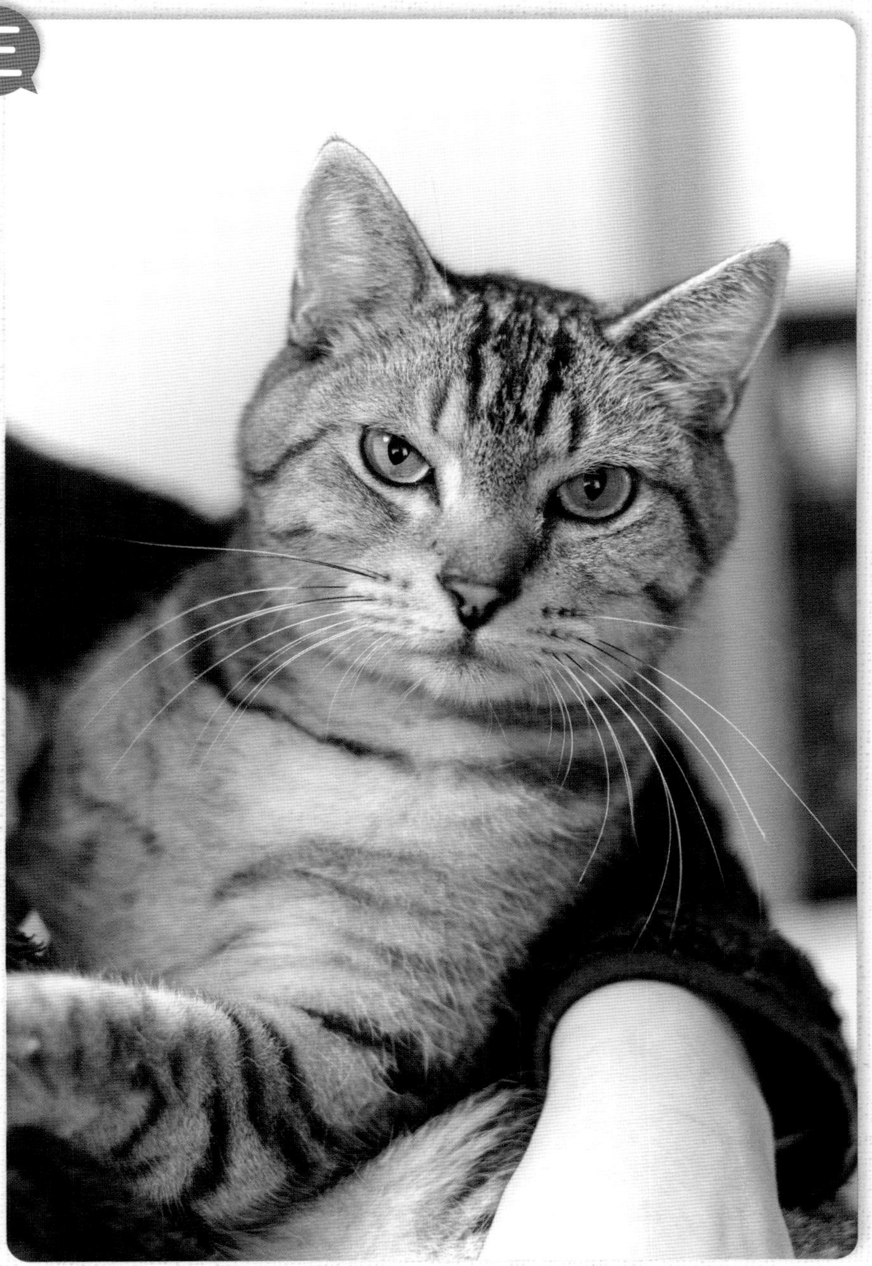

誤

まちがいは5つ。1分で探してにゃ。

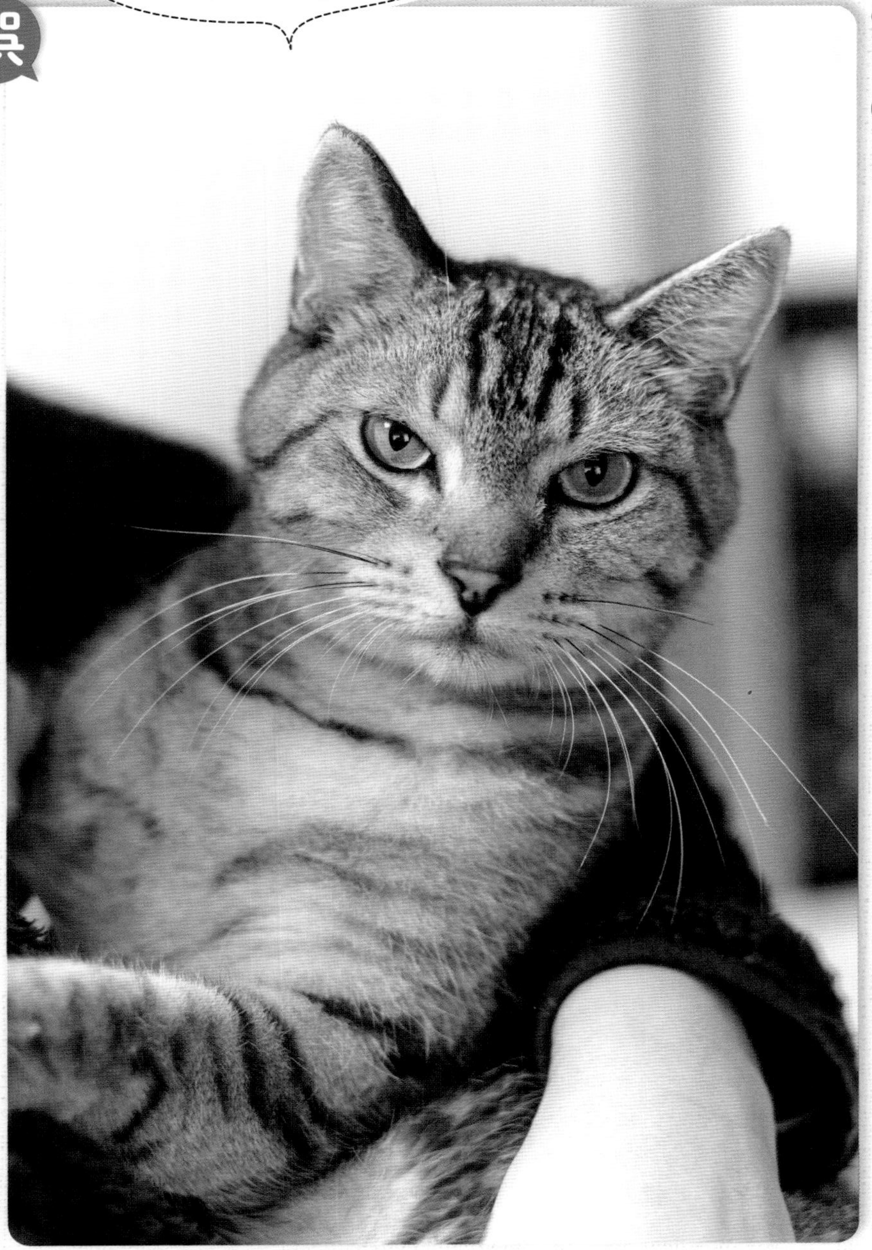

➡解答は66ページ

20 新入りねこ

みんな、わからない
ことがあったら
教えてあげるにゃ

1分で見つけた数	個
全部見つけるまでの時間	分　秒

正

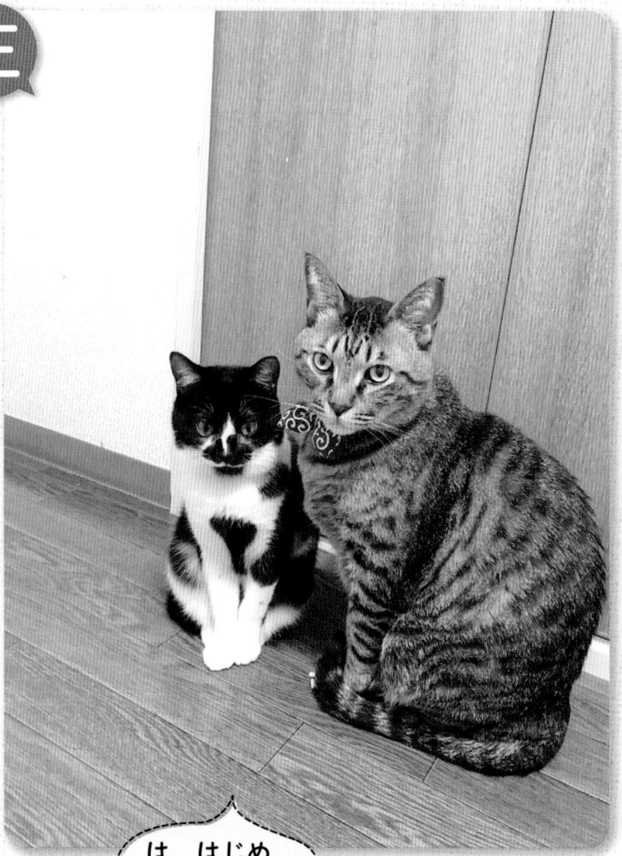

は、はじめ
ましてッッ！

誤

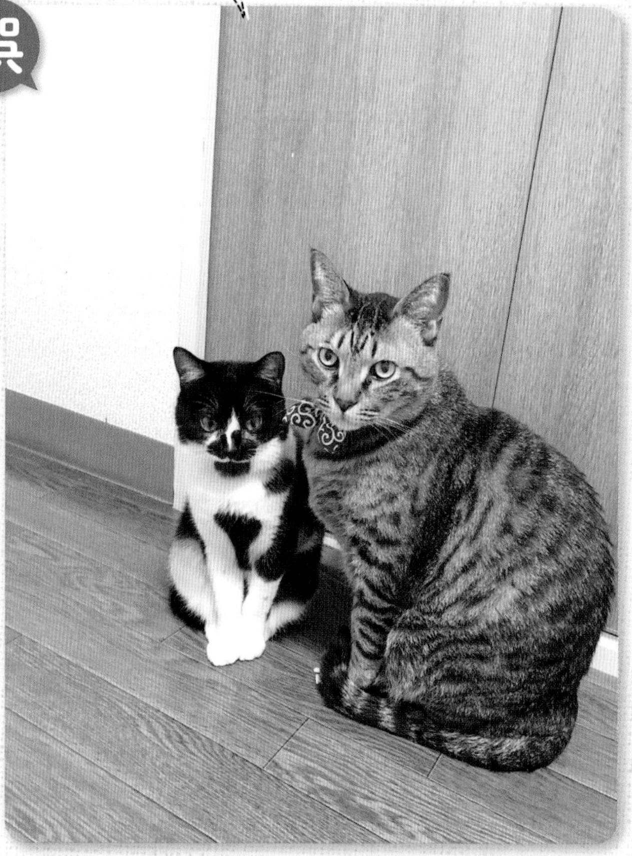

まちがいは5つ。1分で探してにゃ。

大阪府／中川恵理さんちのマサルくん（左）、りくくん（右）

➡解答は66ページ

21 にゃいすアイデア

今年はさ、
たつ年を半分にして
残りはねこ年で
やってみない？

1分で見つけた数	個
全部見つけるまでの時間	分　秒

正

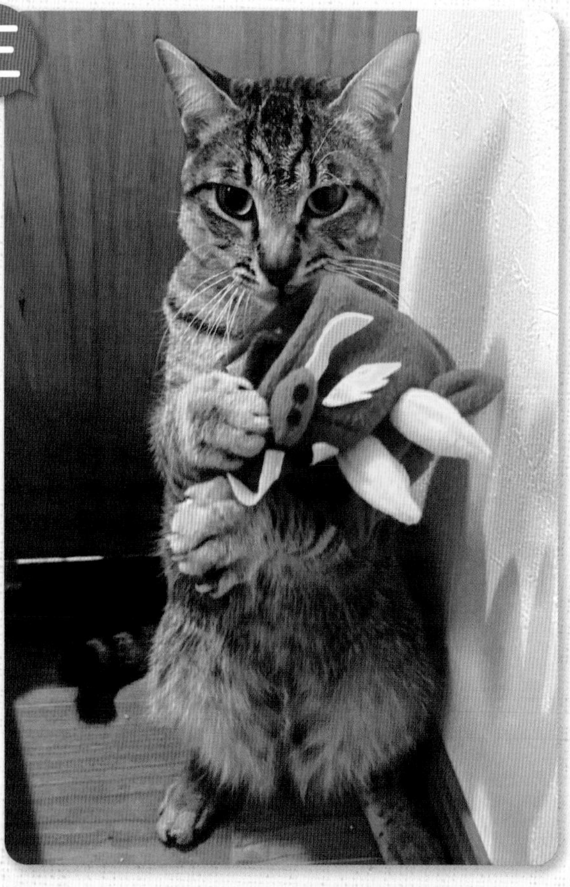

誤

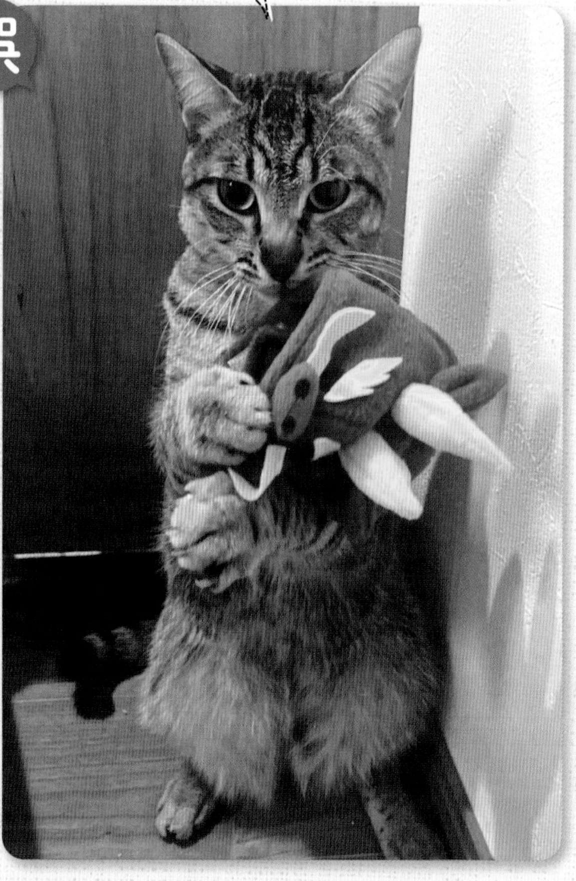

まちがいは5つ。1分で探してにゃ。

広島県／かがやきさんちのカヲルくん

➡解答は66ページ

22 想定外ねこ

1分で見つけた数	個
全部見つけるまでの時間	分　秒

正

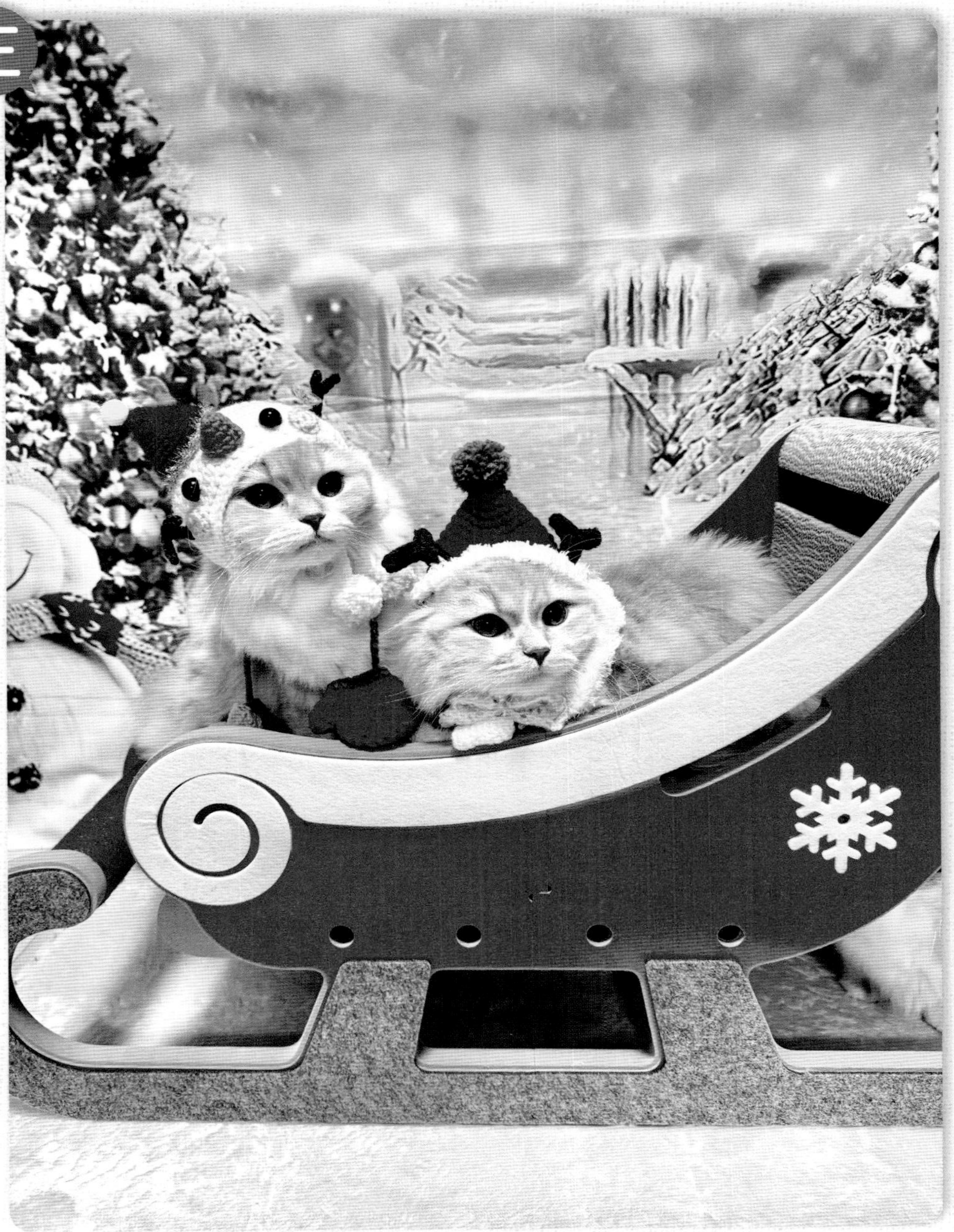

まちがいは5つ。1分で探してにゃ。

誤

えぇ！ボクたちがプレゼントを運ぶのかにゃ!?

プレゼント欲しいにゃ〜

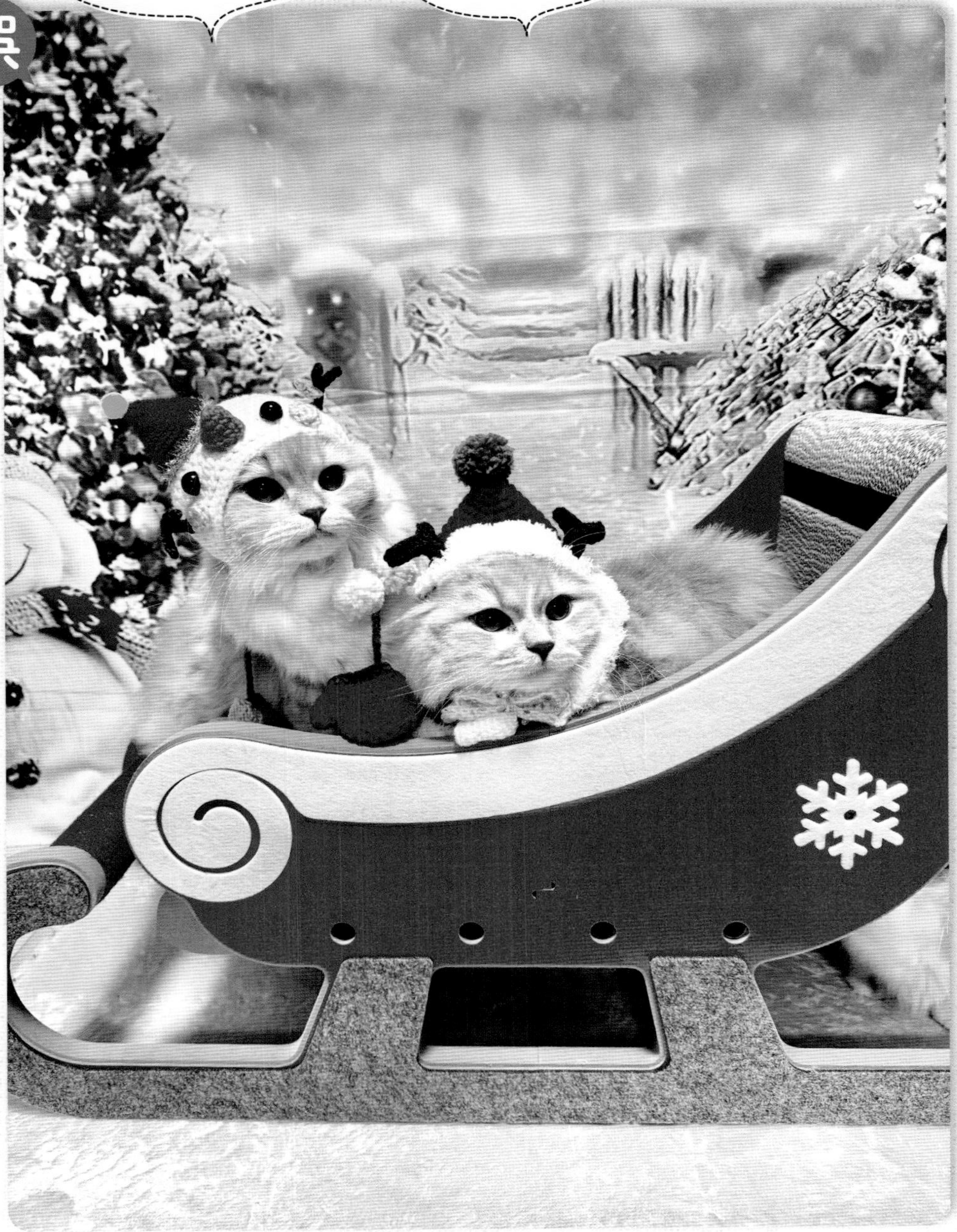

解答は66ページ

東京都／たろはちさんちのろいくん（左）、らいくん（右）

23 リクルートねこ

きみもニャールスカウトに
入会する？ 大歓迎でーす

1分で見つけた数	個
全部見つけるまでの時間	分　秒

正

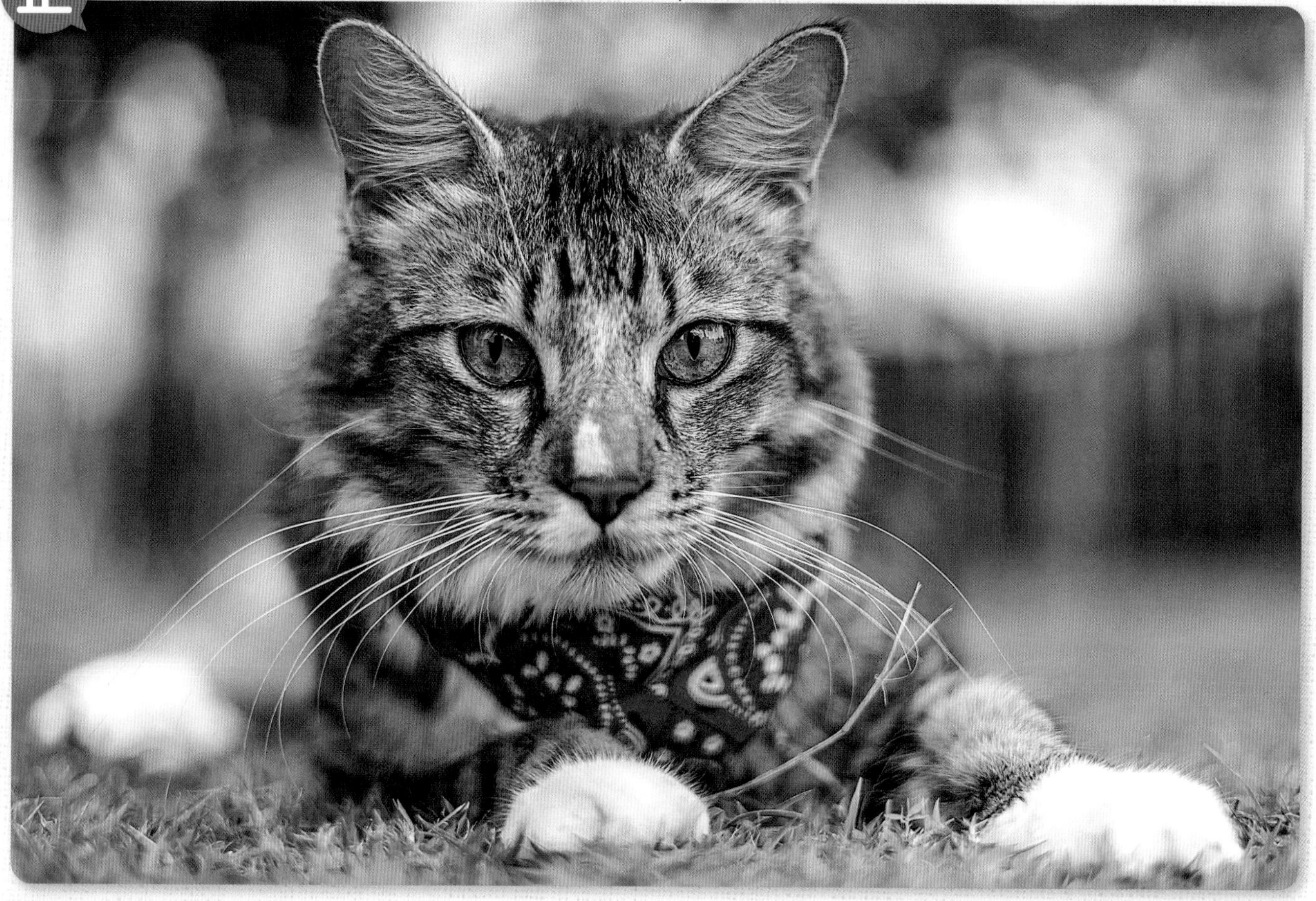

誤　まちがいは5つ。1分で探してにゃ。

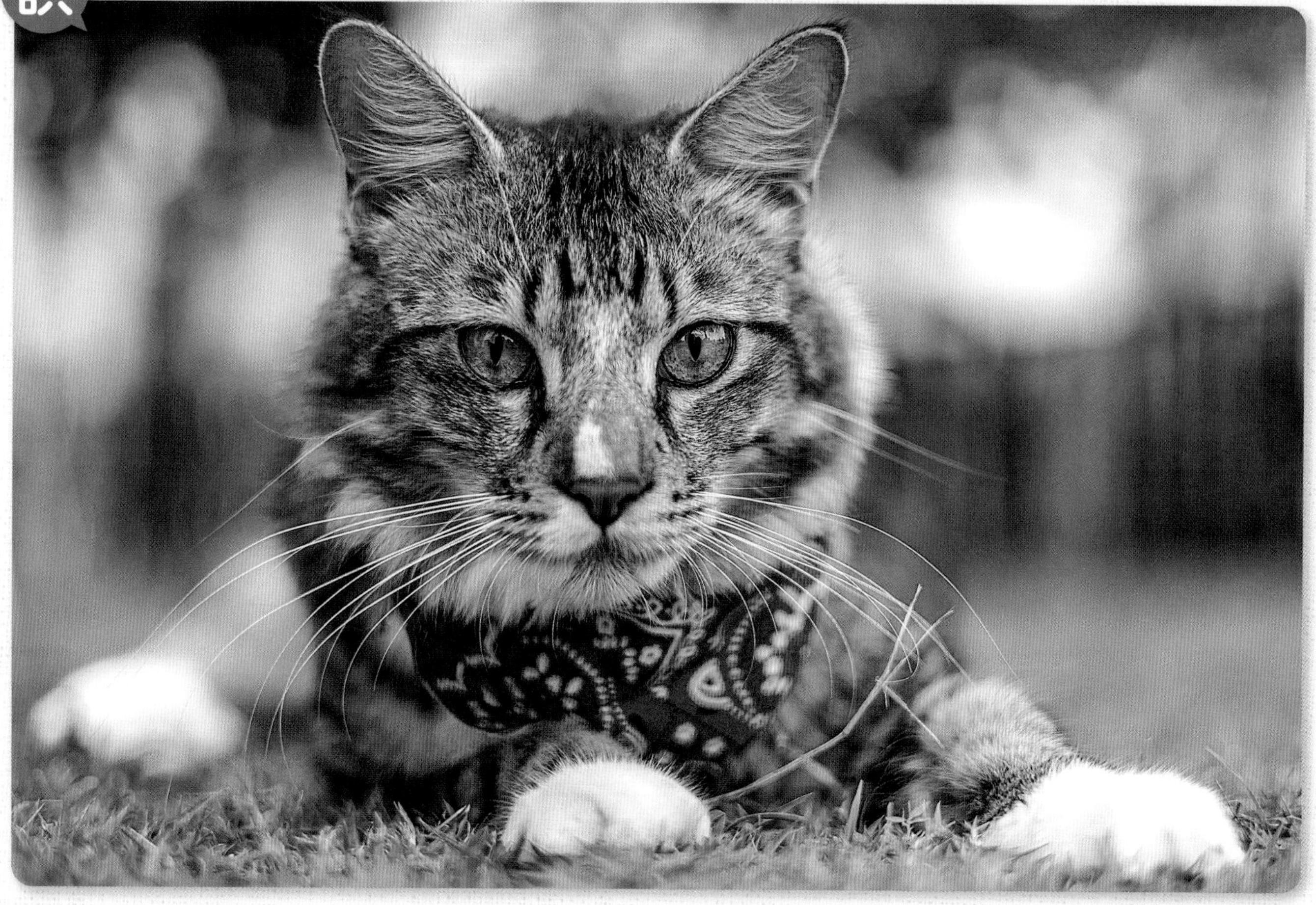

➡解答は67ページ

24 タレントねこ

握手いいですよ～。
でもサインは
事務所がNGなんですー

1分で見つけた数	個
全部見つけるまでの時間	分　秒

正

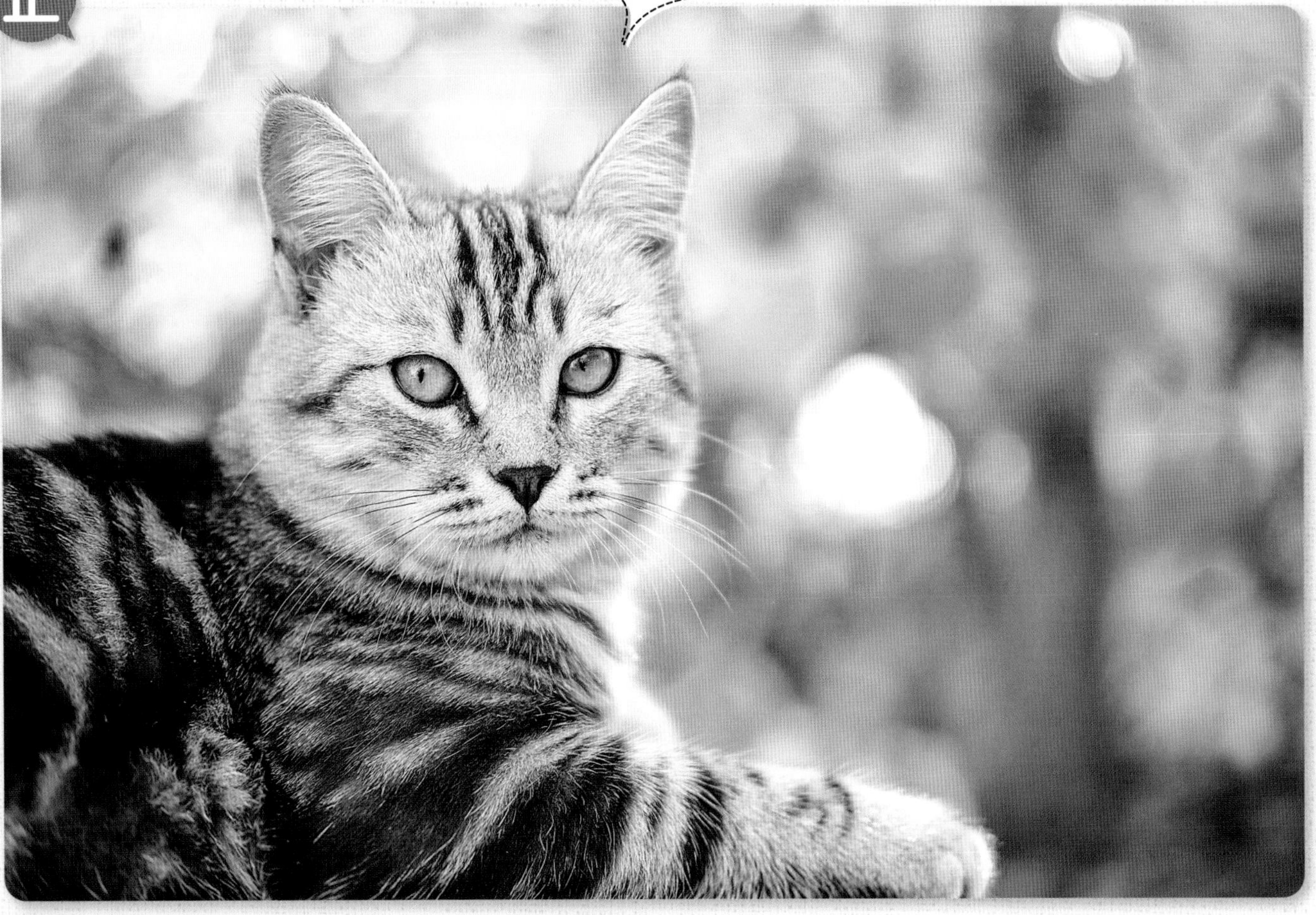

誤　まちがいは5つ。1分で探してにゃ。

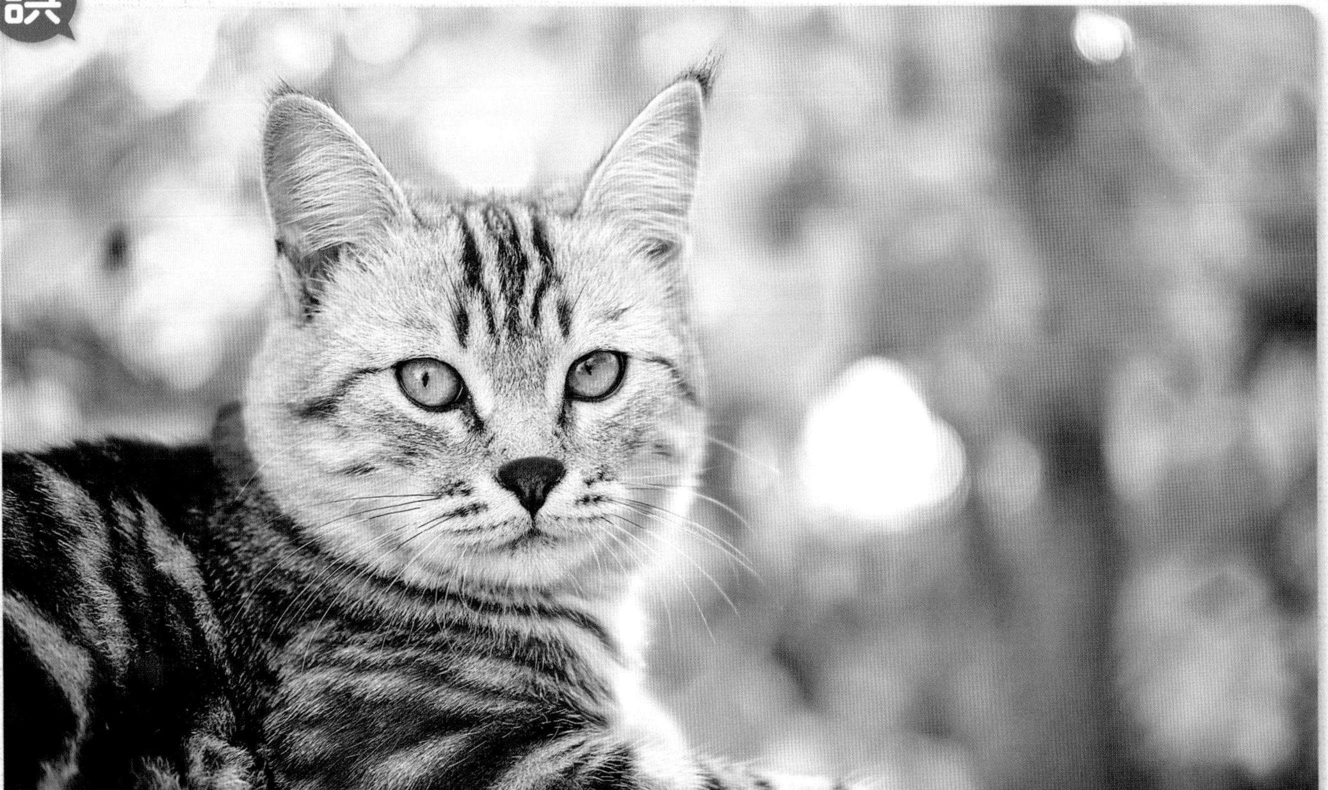

➡解答は67ページ

25 シンデレラ フィットねこ

この木の
すきま…!!

ぴったりサイズ
にゃ〜〜〜♡♡

1分で見つけた数	個
全部見つけるまでの時間	分　秒

正

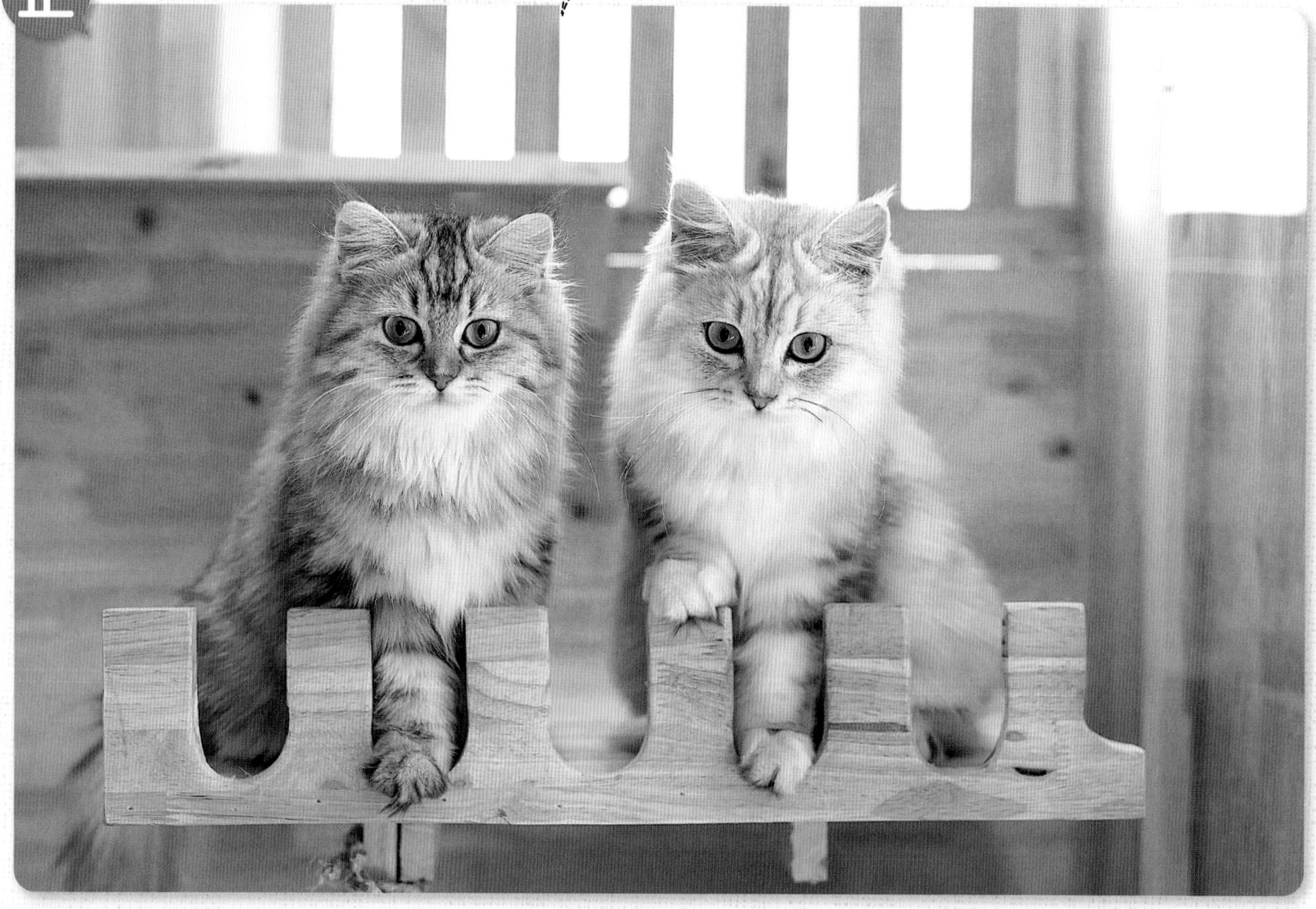

誤

まちがいは5つ。1分で探してにゃ。

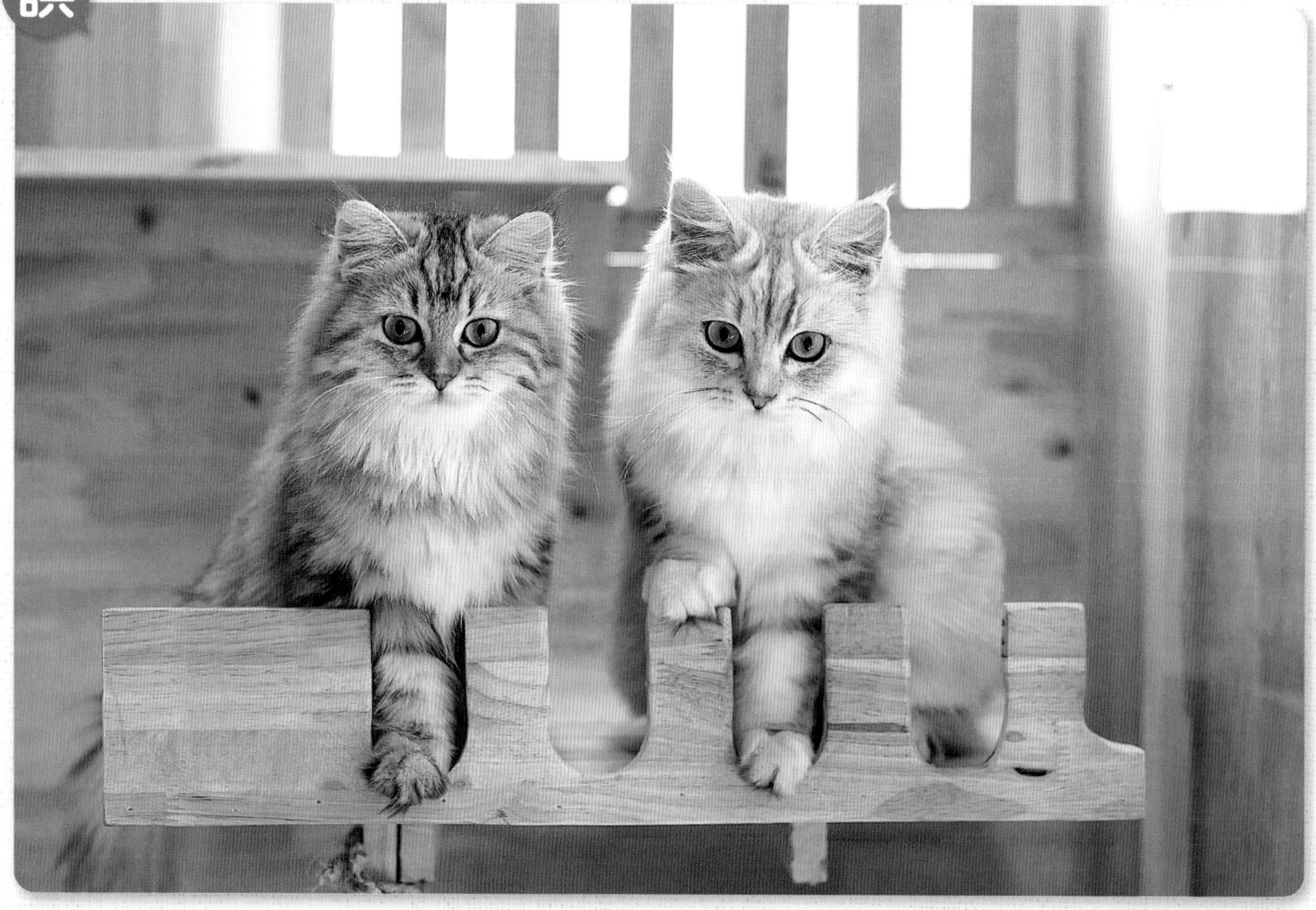

➡解答は67ページ

26

それっぽいことをいうねこ

この絵は
僕がとなりにいて
はじめて完成するのだ。
わかるかね

1分で見つけた数	個
全部見つけるまでの時間	分　秒

正

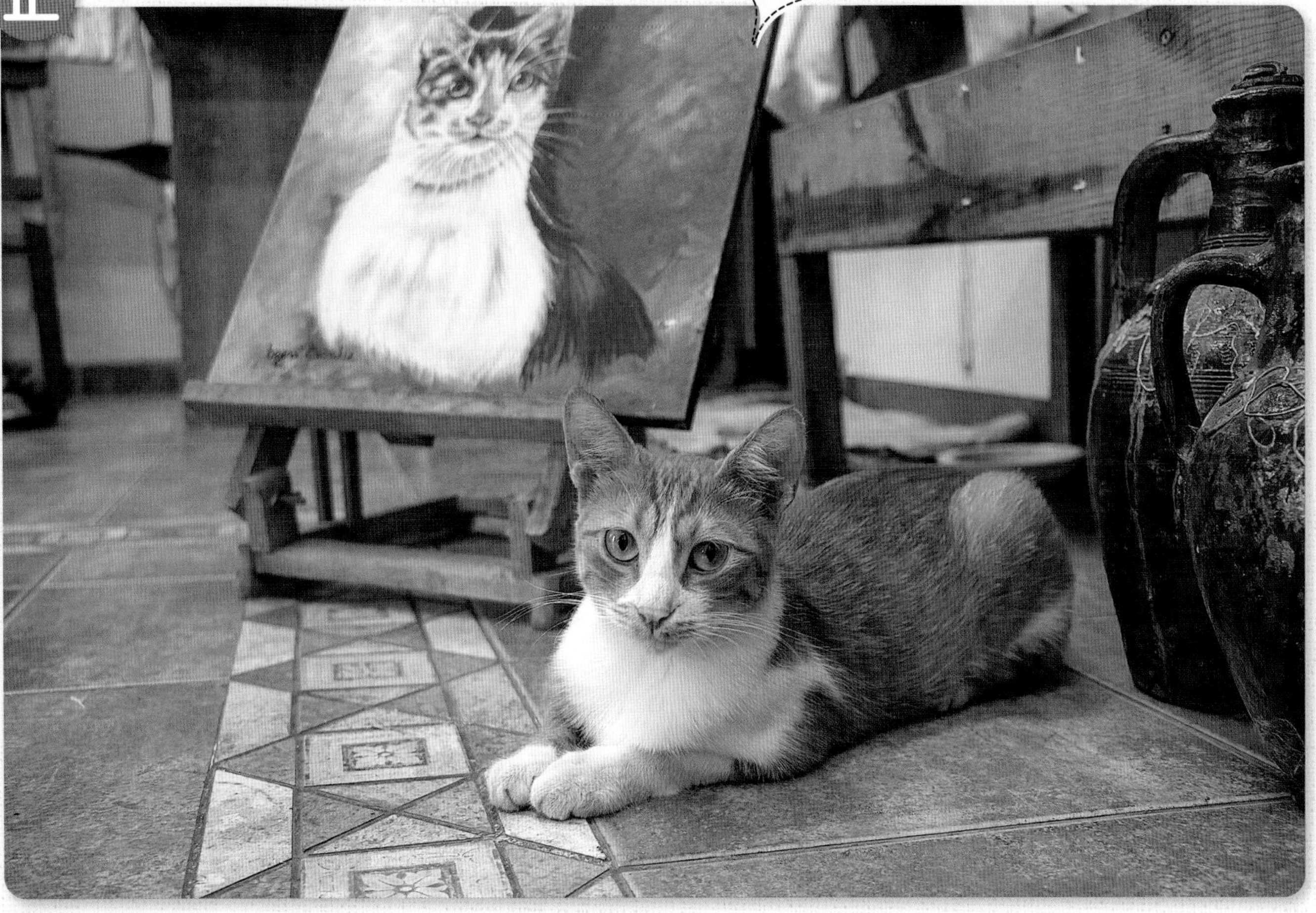

誤　まちがいは5つ。1分で探してにゃ。

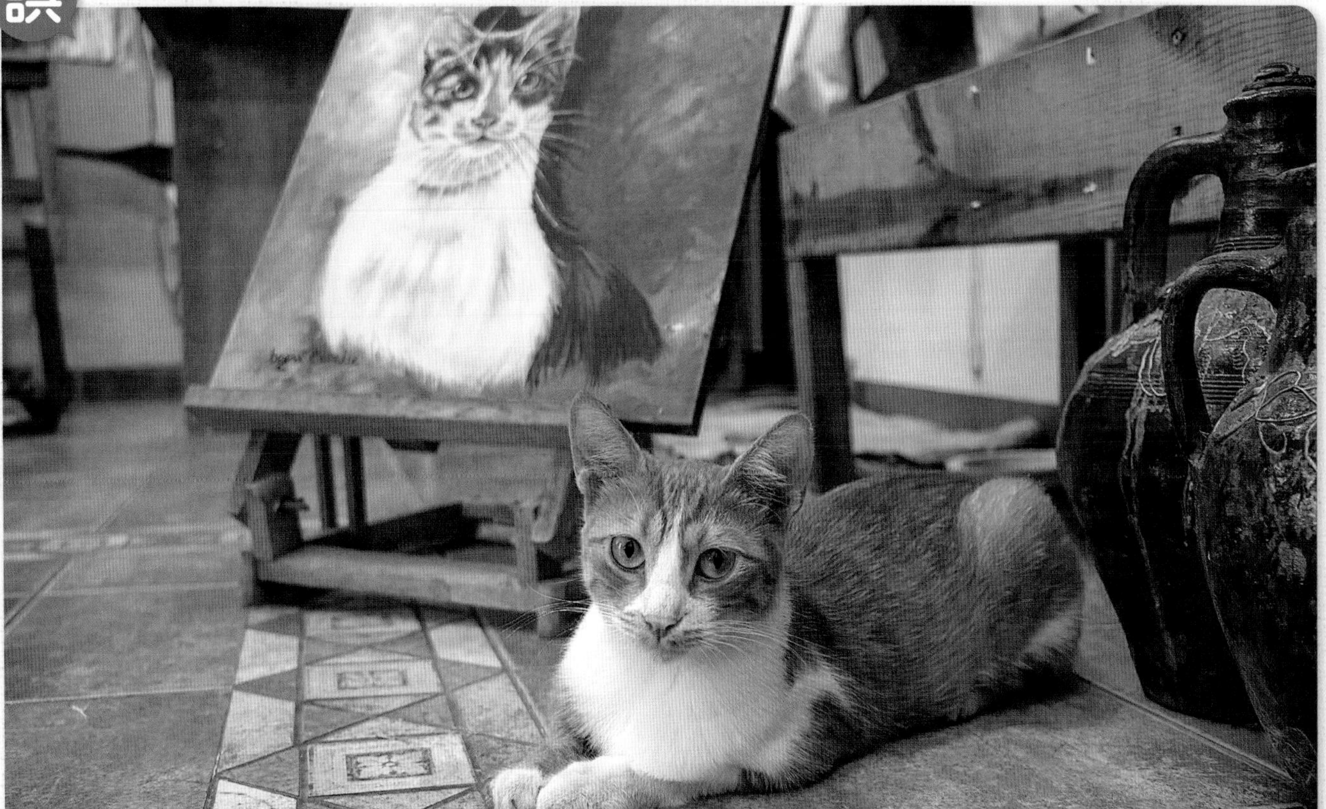

➡解答は67ページ

27 不漁ねこ

今回は１匹も
釣れなかったな…

魚屋行こうぜ

１分で見つけた数	個
全部見つけるまでの時間	分　秒

正

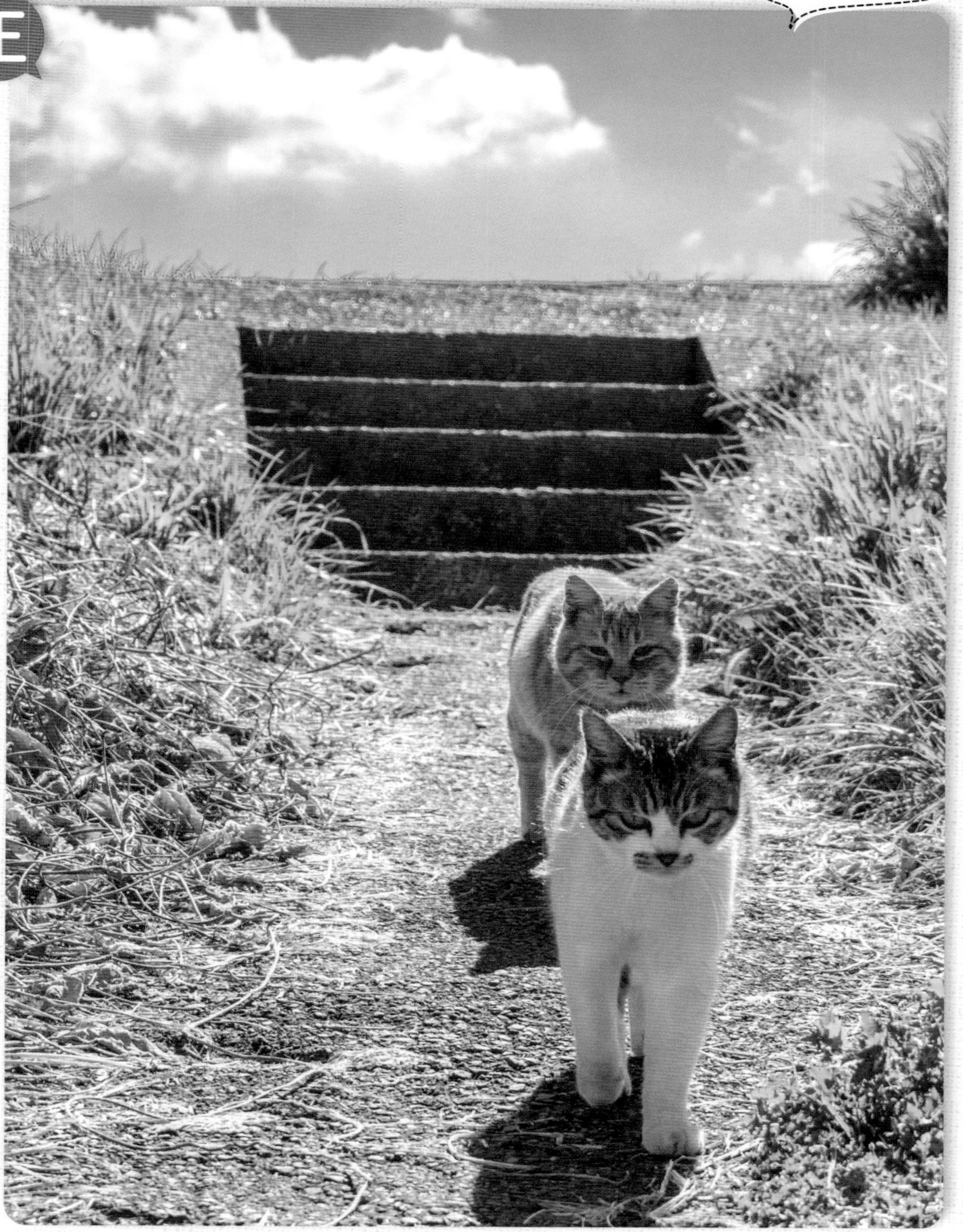

誤

まちがいは5つ。１分で探してにゃ。

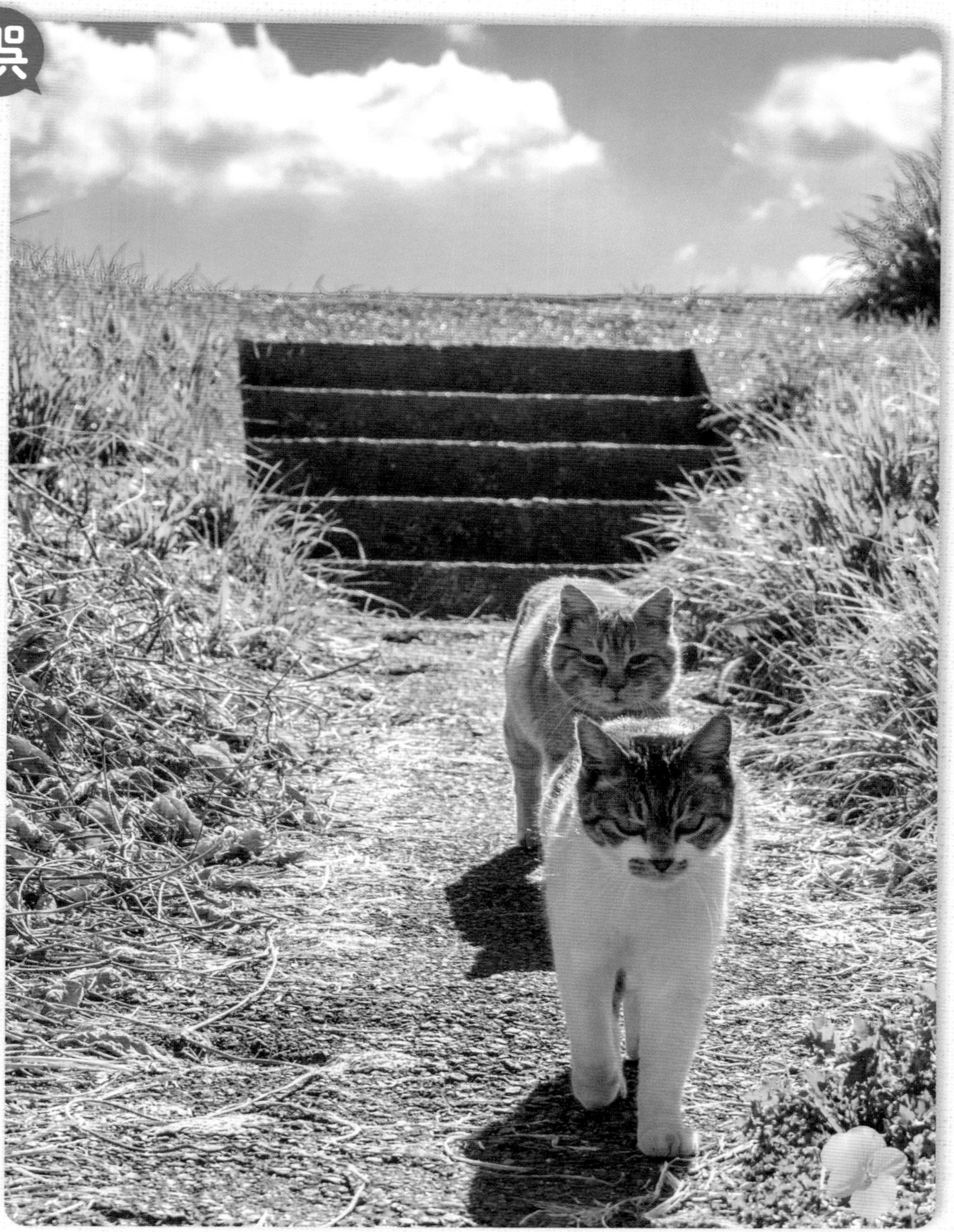

➡解答は67ページ

28 ニャルシスト

30分見てるけど、
ボクってホント
欠点がないんだよなー

1分で見つけた数	個
全部見つけるまでの時間	分　秒

正

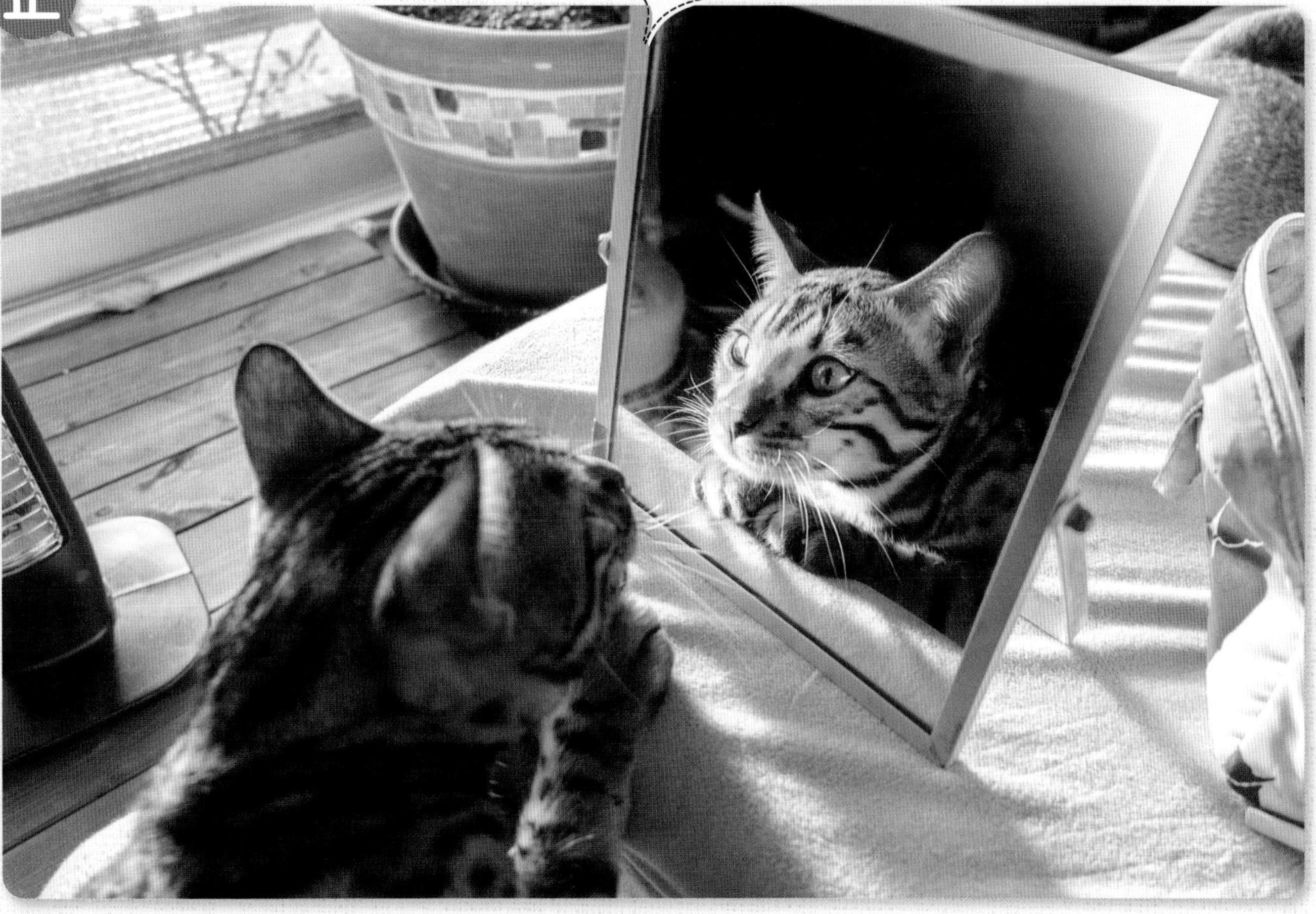

誤　まちがいは5つ。1分で探してにゃ。

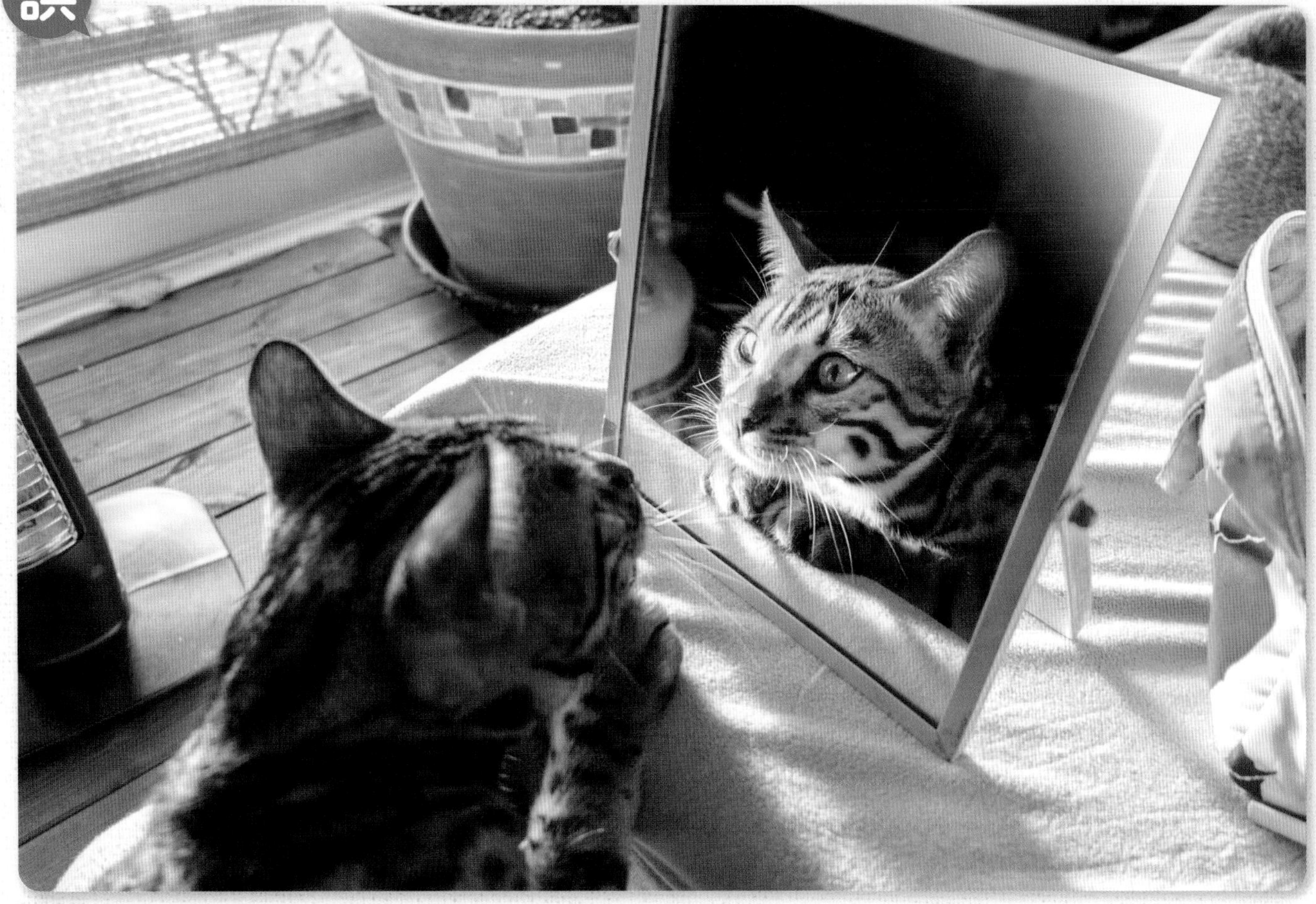

➡解答は67ページ

29 BARねこ

マスター。あちらの方に
ソルティーキャットを

1分で見つけた数	個
全部見つけるまでの時間	分　秒

正

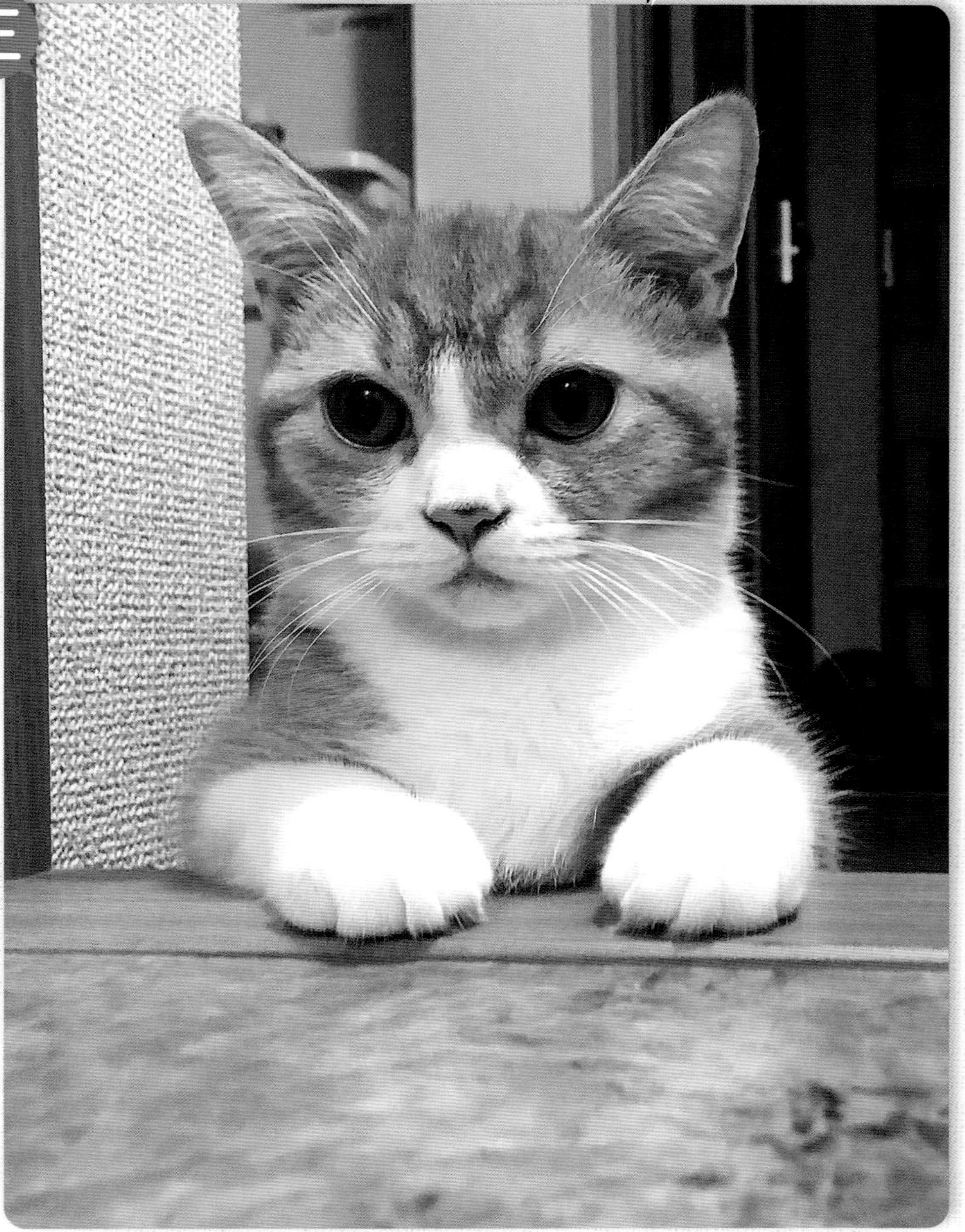

誤

まちがいは5つ。1分で探してにゃ。

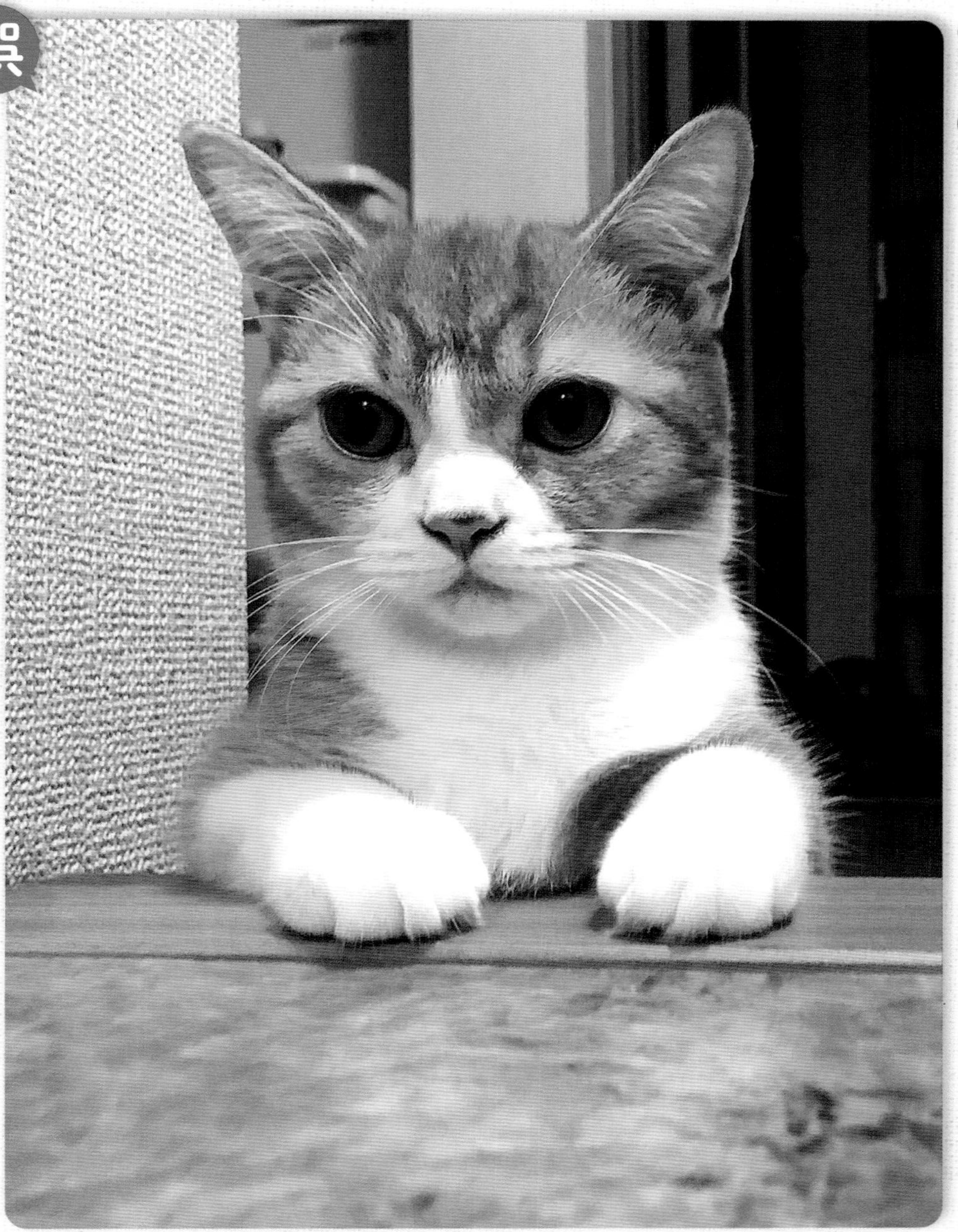

➡解答は67ページ

30 ひよったねこ

（相手は５匹。逃げるが勝ち。
だが、腰が抜けた）

1分で見つけた数	個
全部見つけるまでの時間	分　秒

正

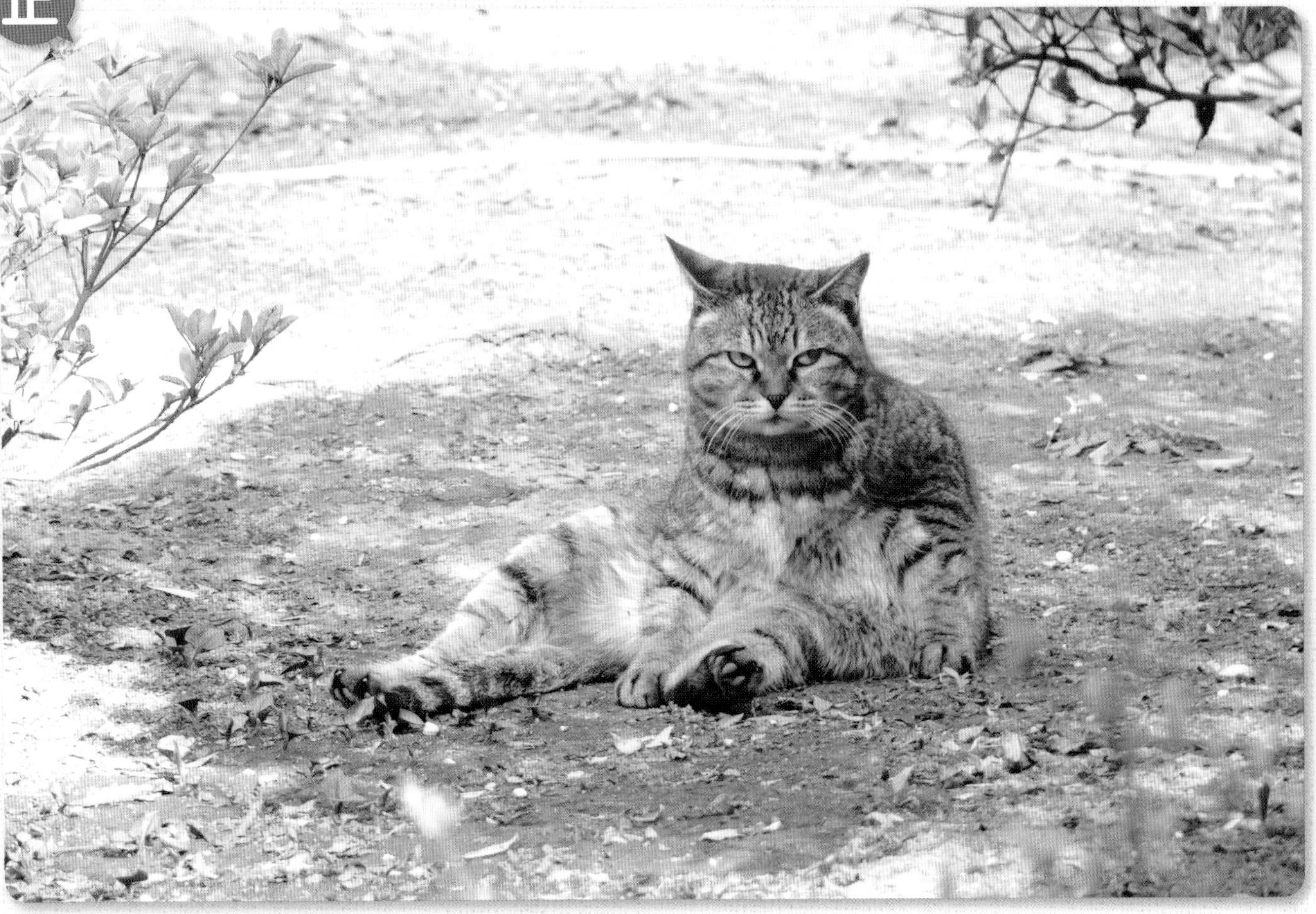

誤

まちがいは５つ。１分で探してにゃ。

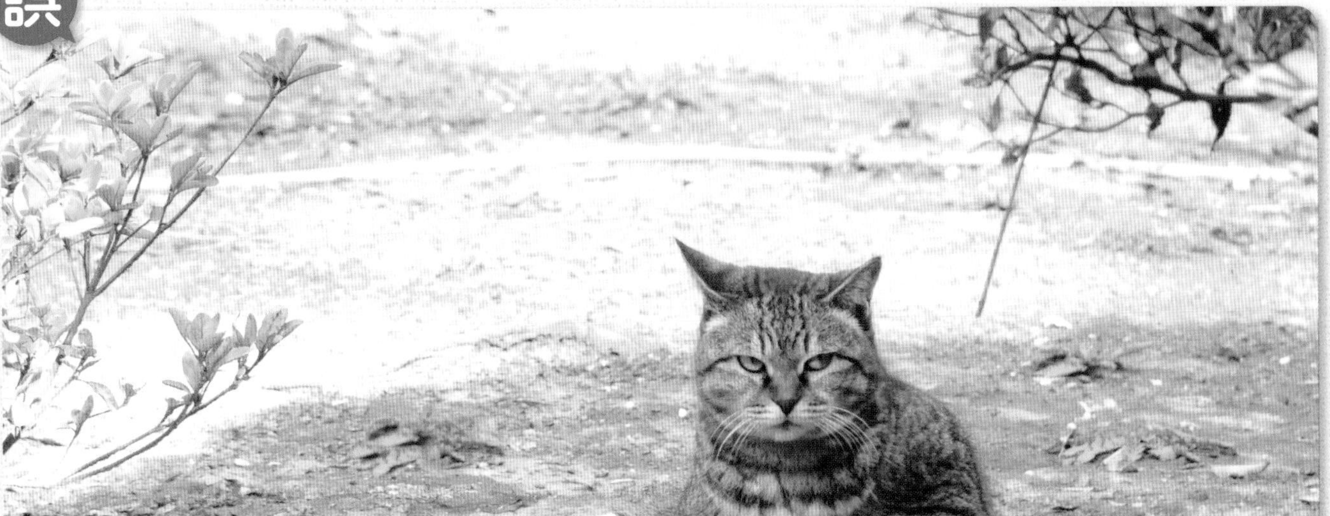

➡解答は68ページ

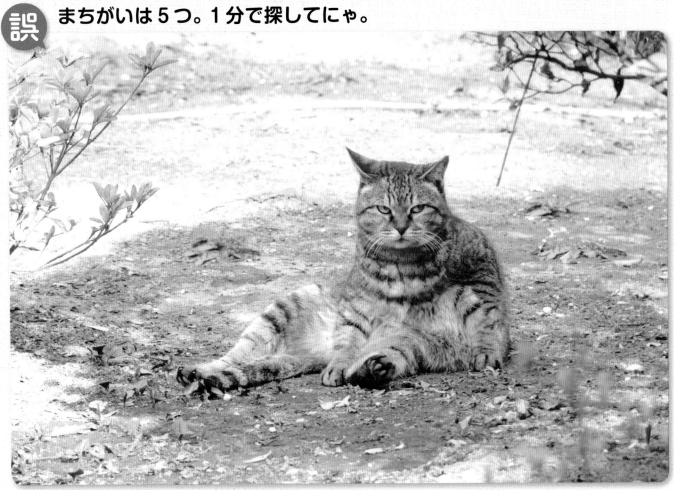

31 朝のあるあるねこ

もう起きないとまずいにゃ。
あとは、足を外に出すだ…
ZZZ…

1分で見つけた数	個
全部見つけるまでの時間	分　秒

正

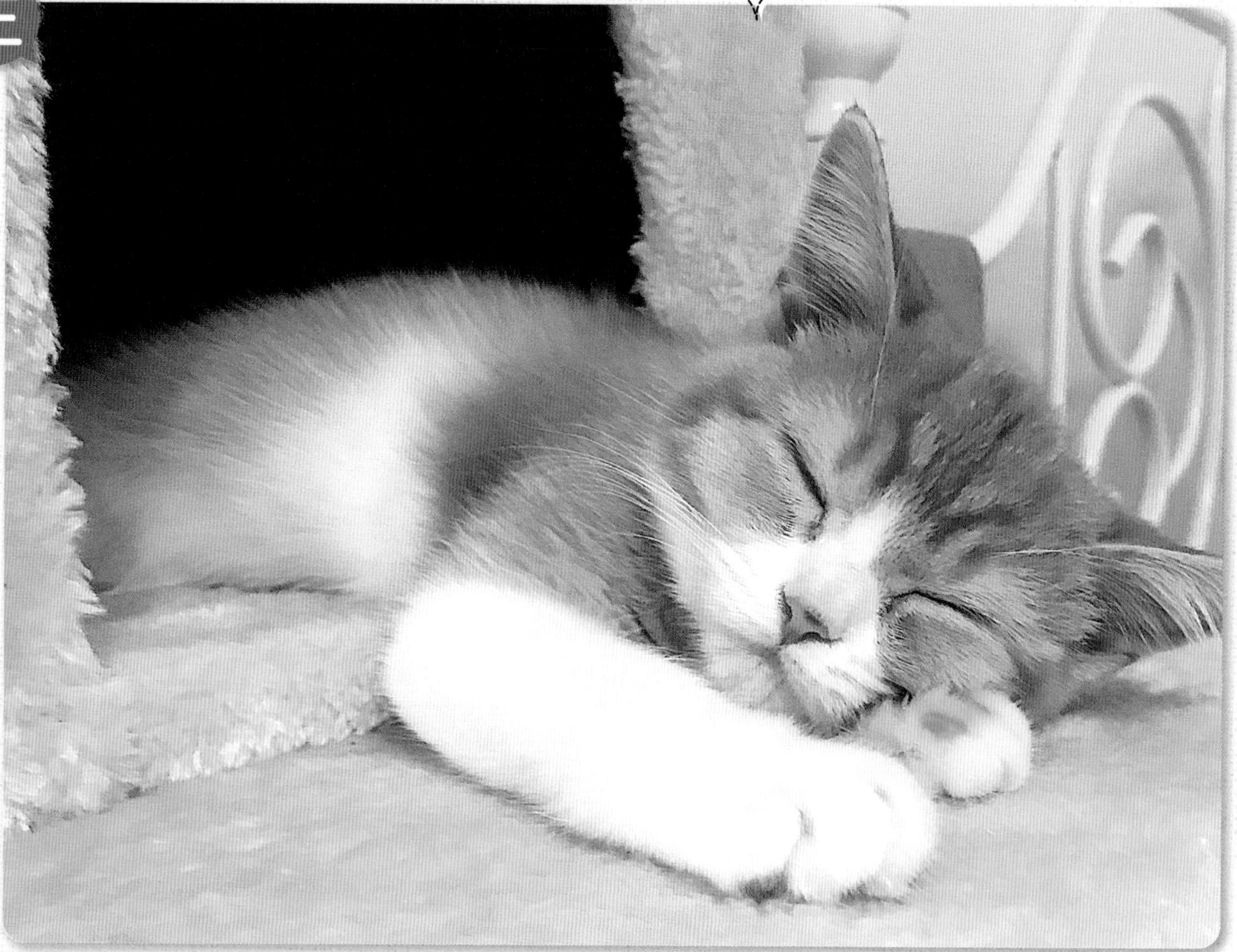

誤

まちがいは5つ。1分で探してにゃ。

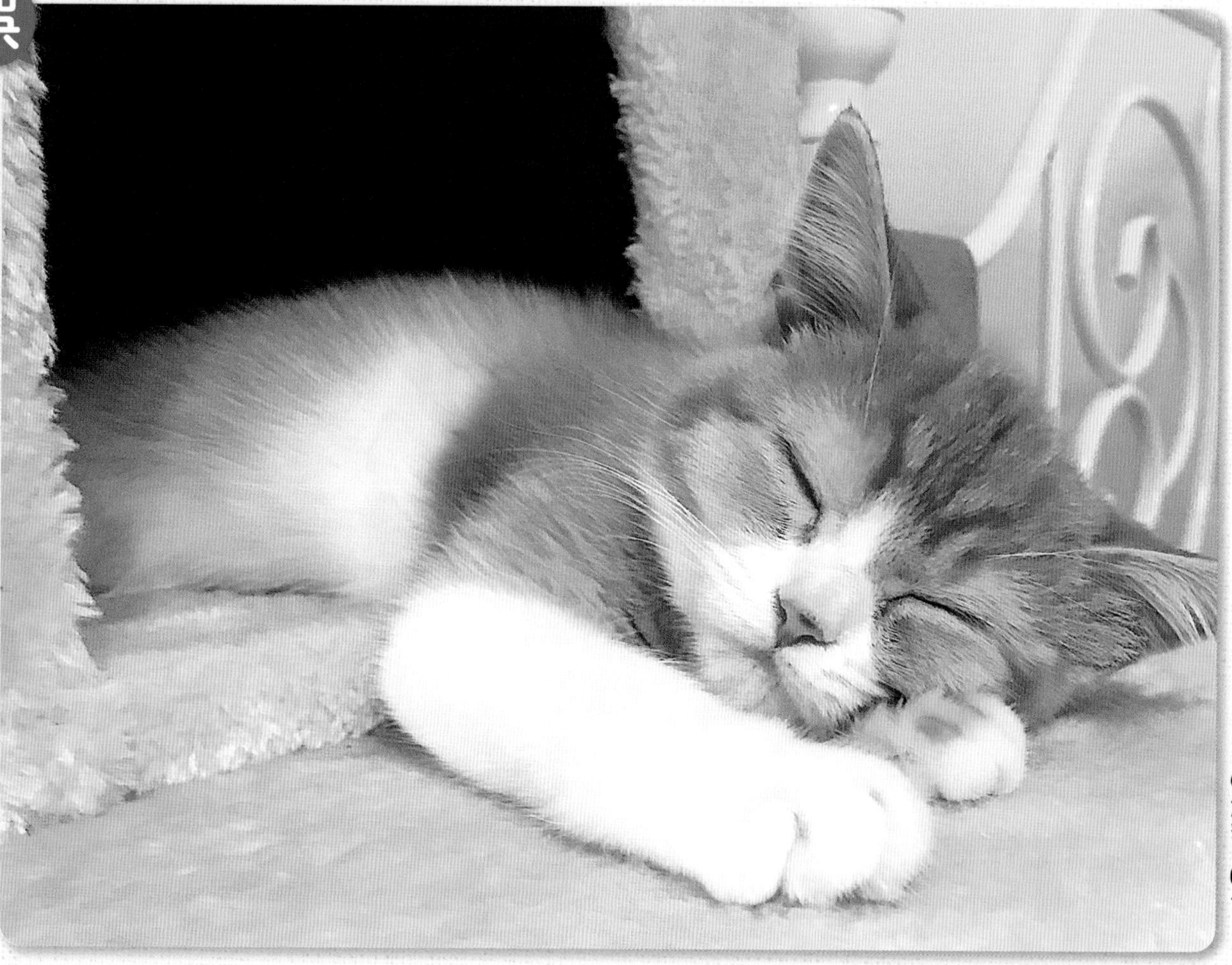

➡解答は68ページ

32 聞かれたねこ

この花言葉？
わからにゃいわ

1分で見つけた数	個
全部見つけるまでの時間	分　秒

正

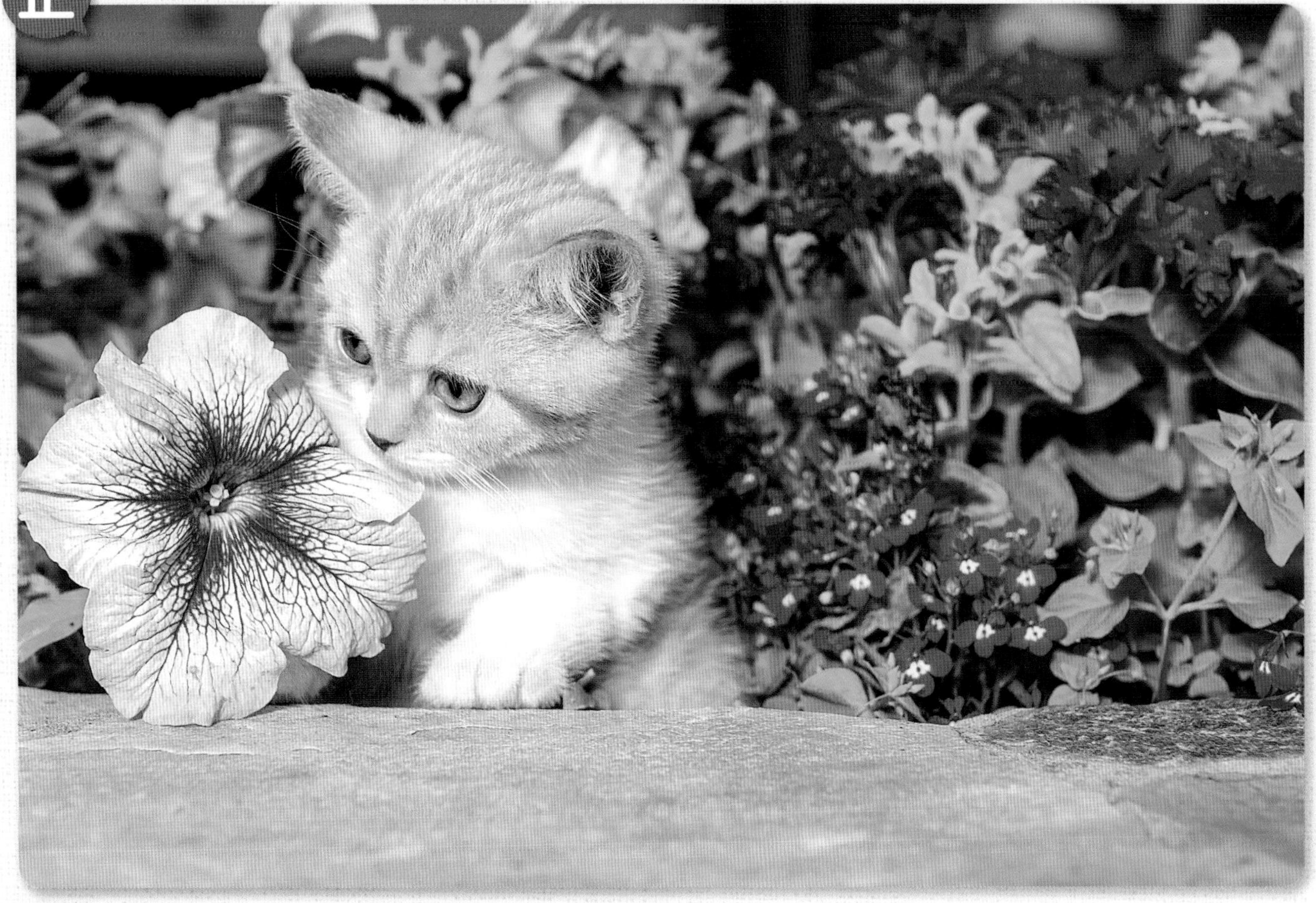

誤　**まちがいは5つ。1分で探してにゃ。**

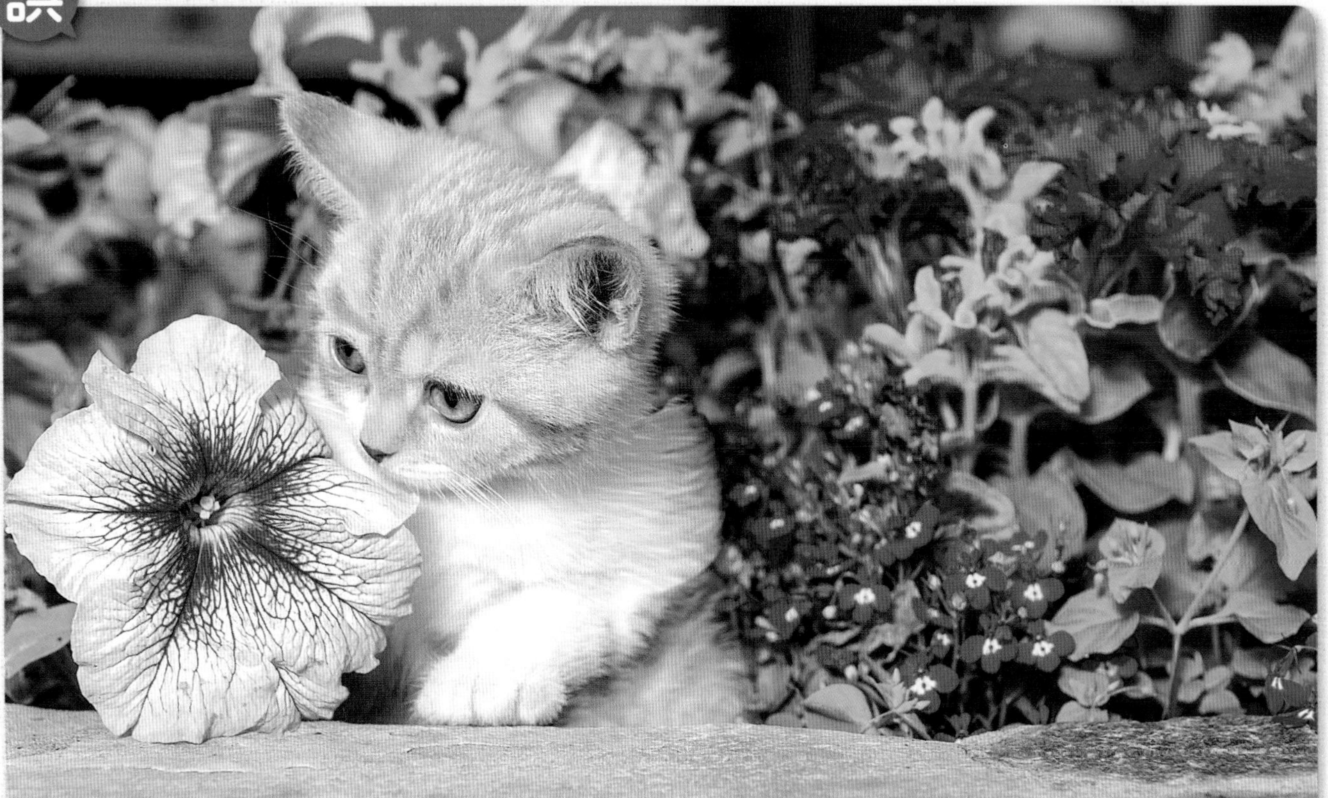

➡解答は68ページ

33 隠れピンチねこ

そこのお嬢さん。
こっち…こない？
（ハマっちゃって
動けないから
早くきてにゃ～‼）

1分で見つけた数	個
全部見つけるまでの時間	分　秒

正

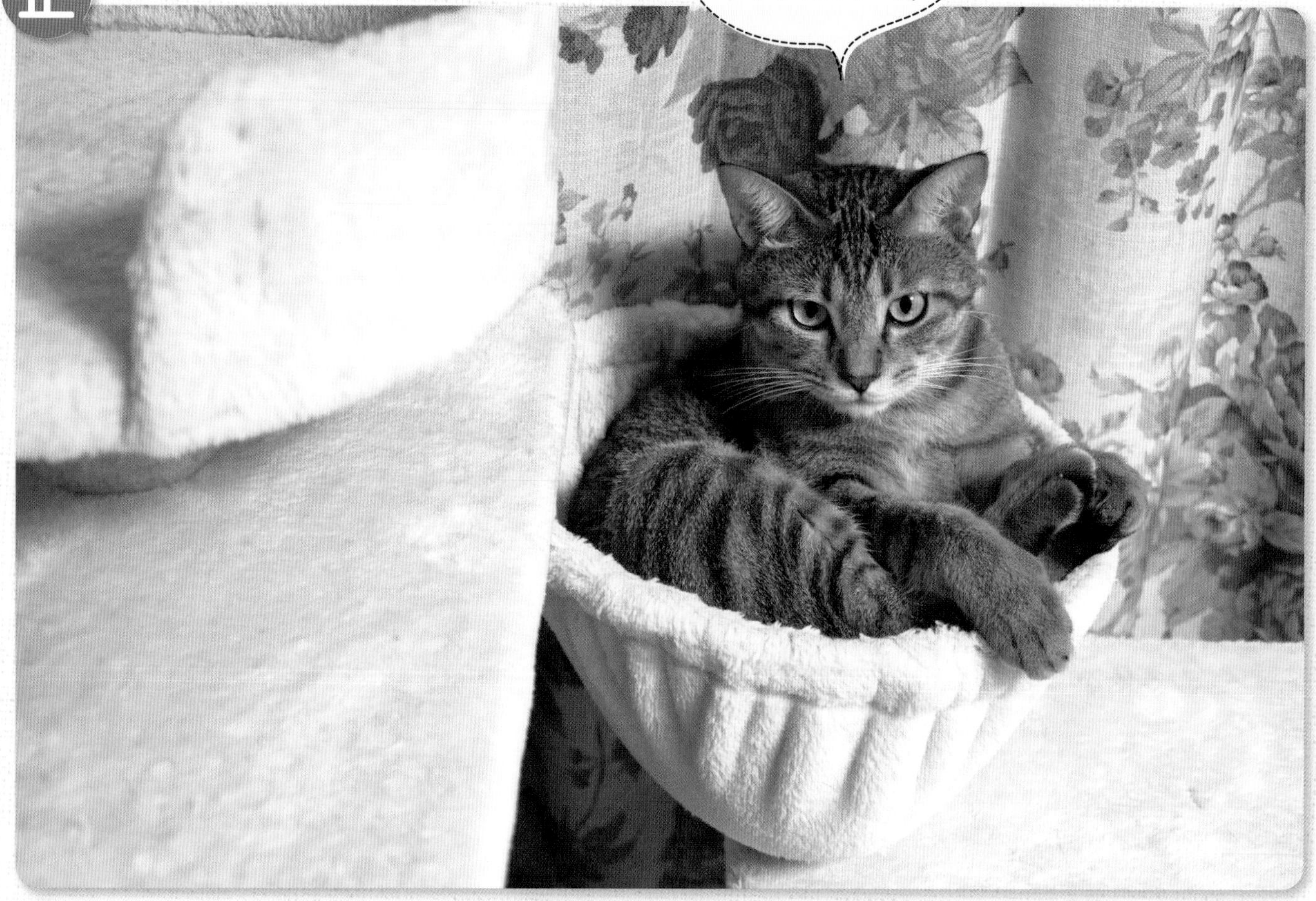

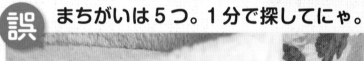

誤　まちがいは5つ。1分で探してにゃ。

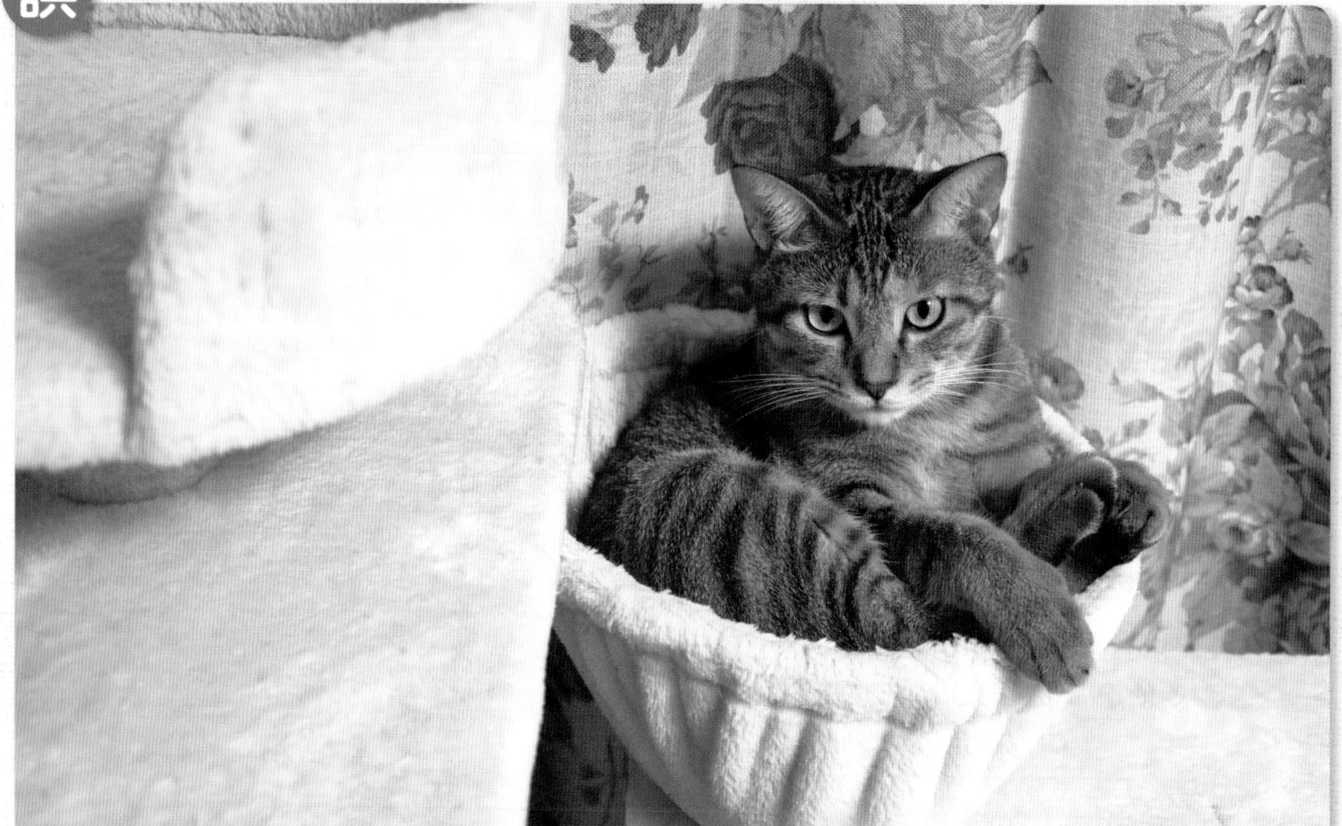

➡解答は68ページ

34 おでかけ前 あるあるねこ

あれ、
いま玄関の鍵
したっけ？

1分で見つけた数		個
全部見つけるまでの時間	分	秒

正

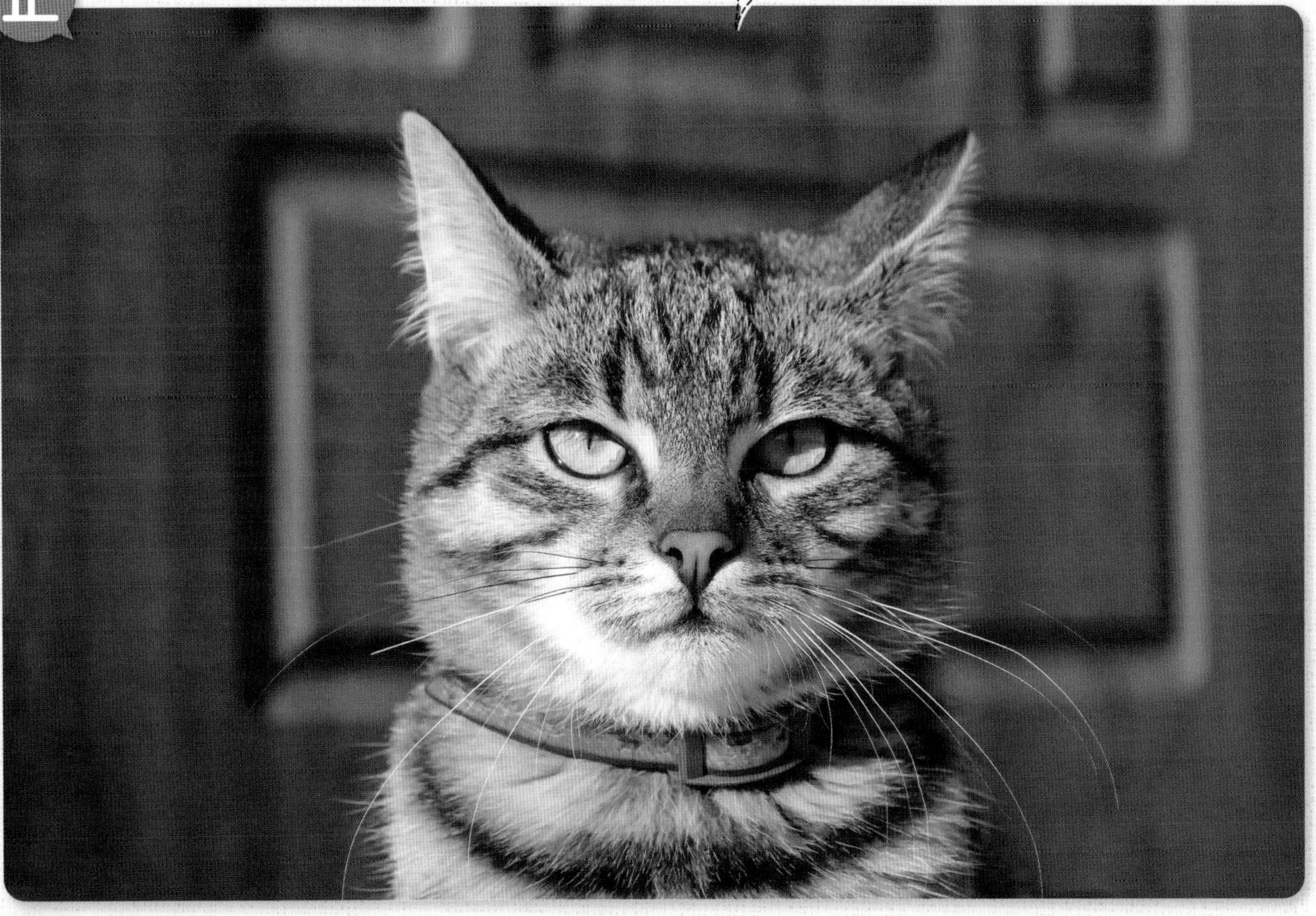

誤

まちがいは５つ。１分で探してにゃ。

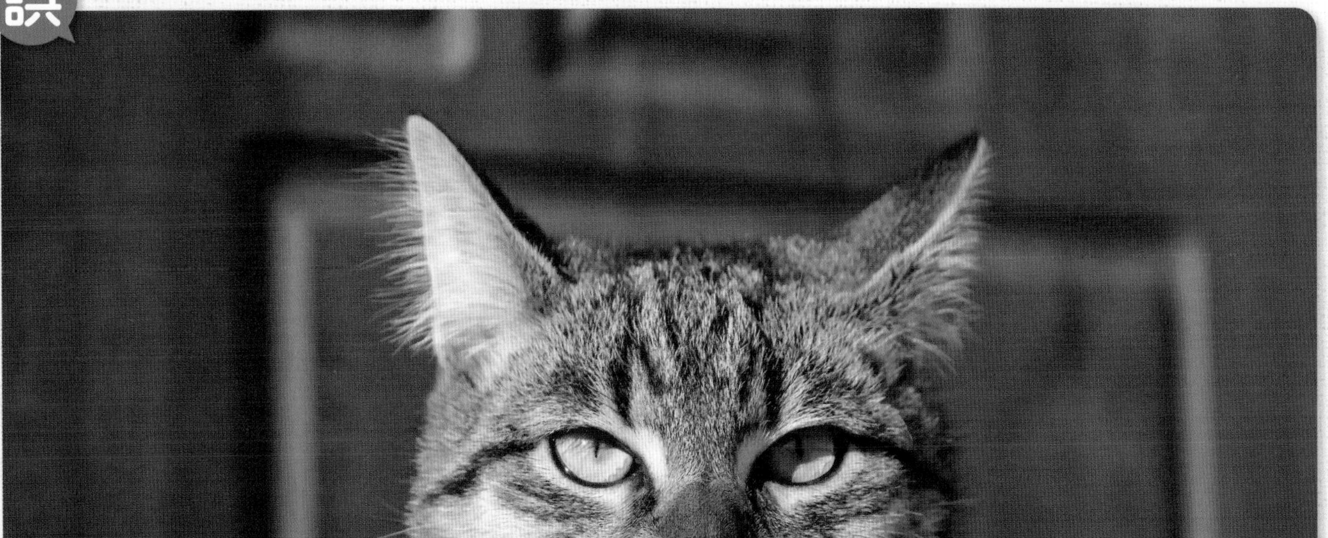

➡解答は68ページ

35 問いたいねこ

ちょっとお聞きしたいんですけど。
今年はコタツいつからですかにゃ？

1分で見つけた数	個
全部見つけるまでの時間	分　秒

正

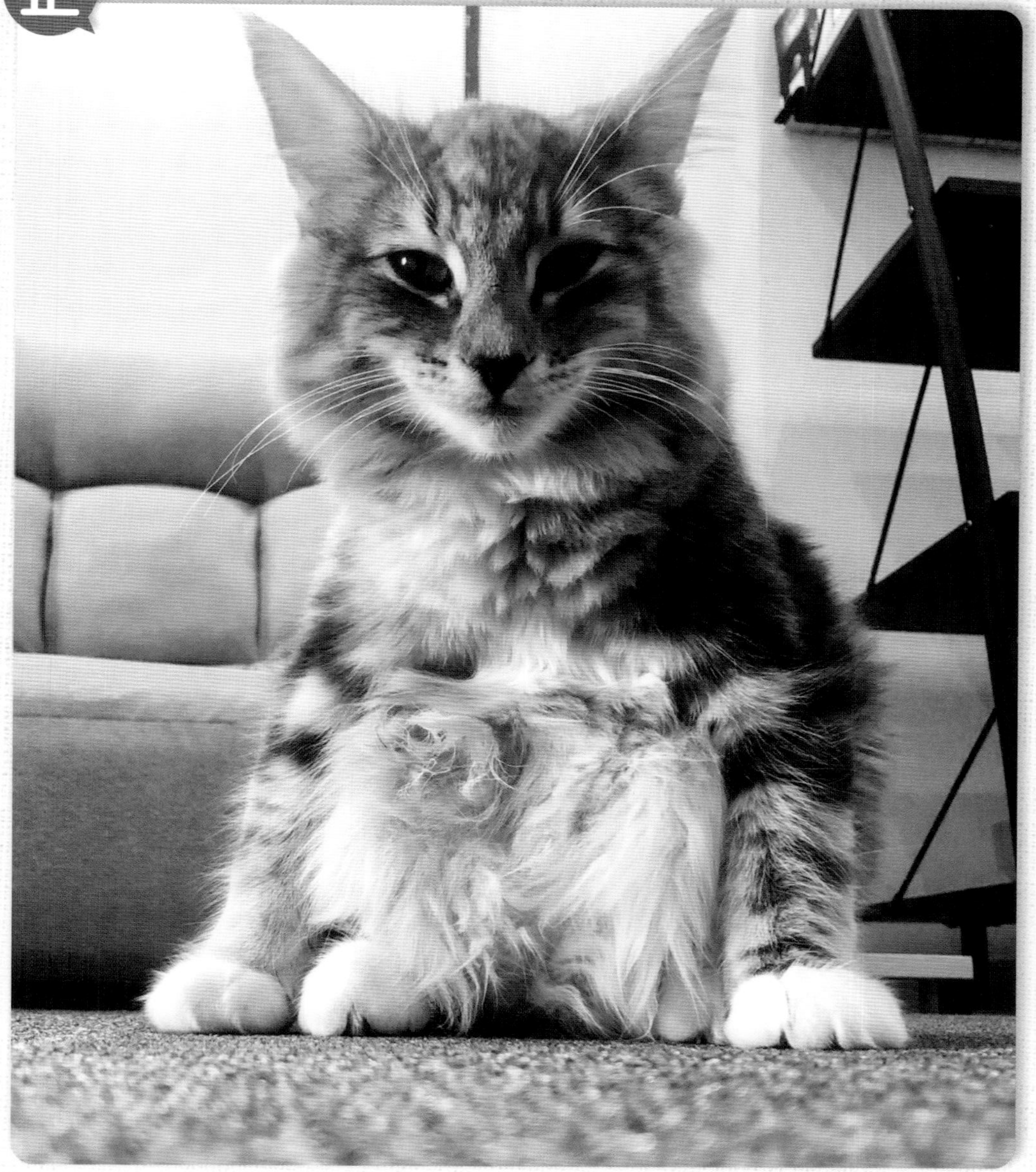

誤

まちがいは５つ。１分で探してにゃ。

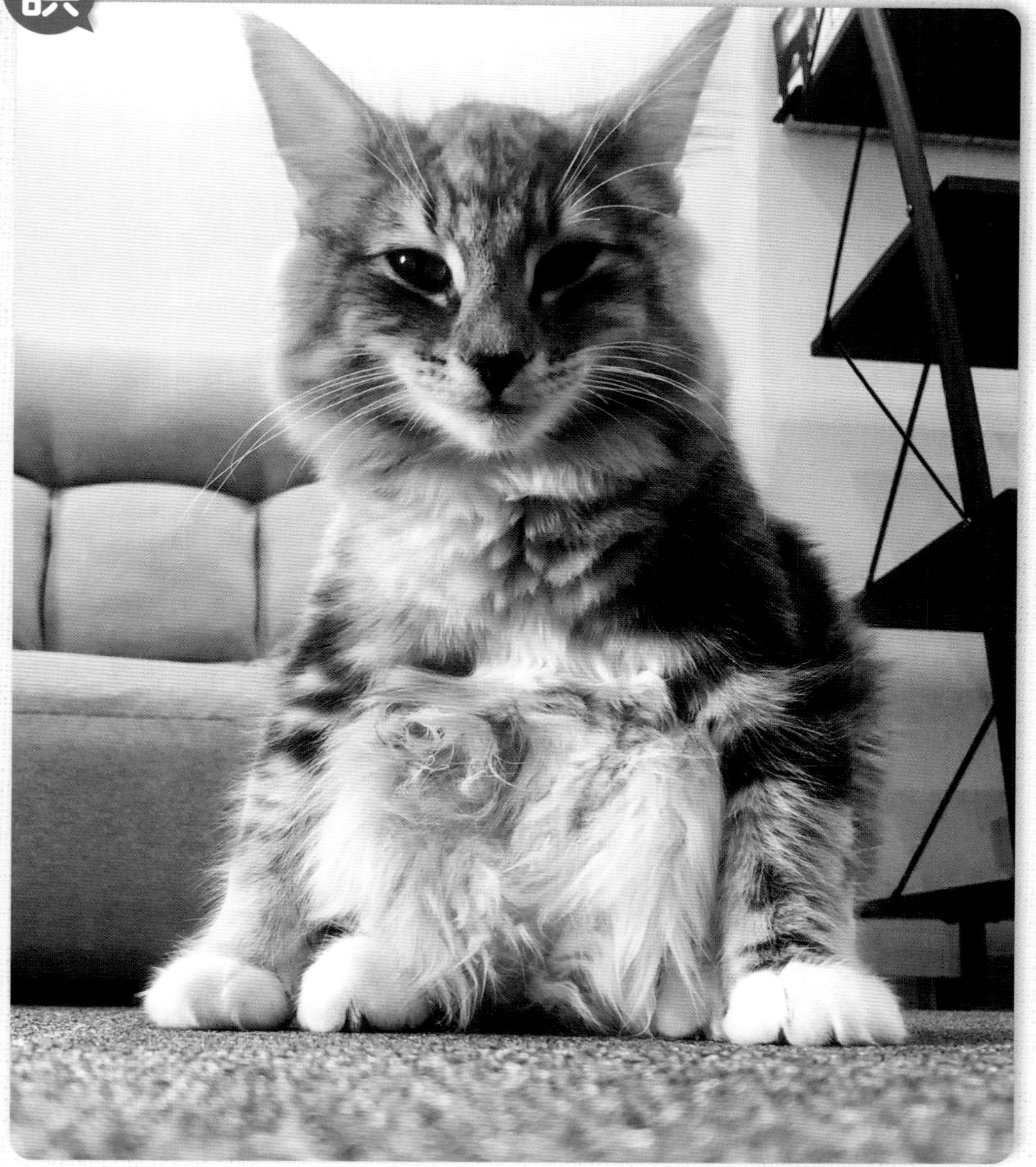

➡解答は68ページ

36 かゆかゆねこ

ちがうにゃ〜
今は歯より耳が
かゆいんだにゃ〜

1分で見つけた数	個
全部見つけるまでの時間	分　秒

正

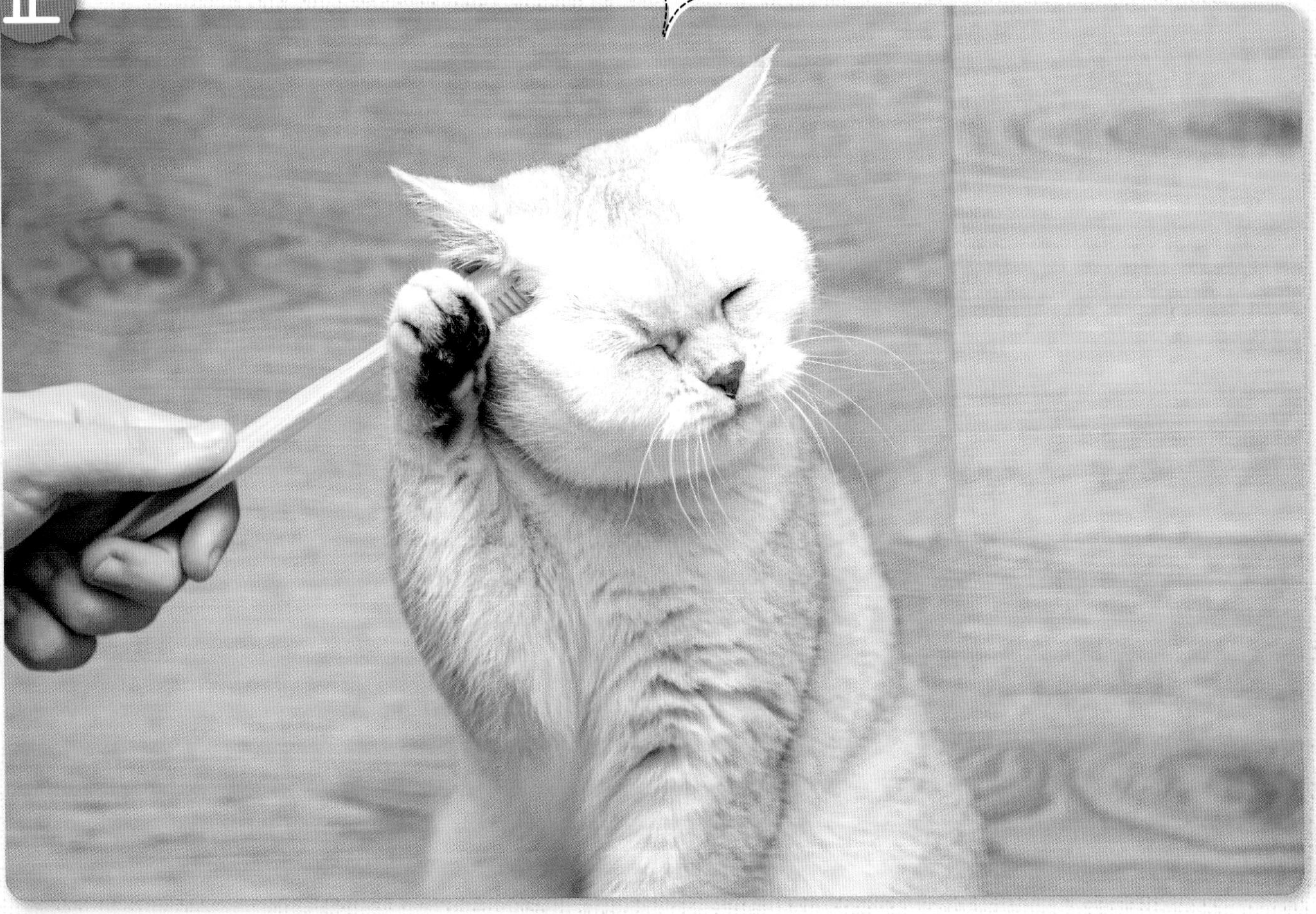

誤　まちがいは5つ。1分で探してにゃ。

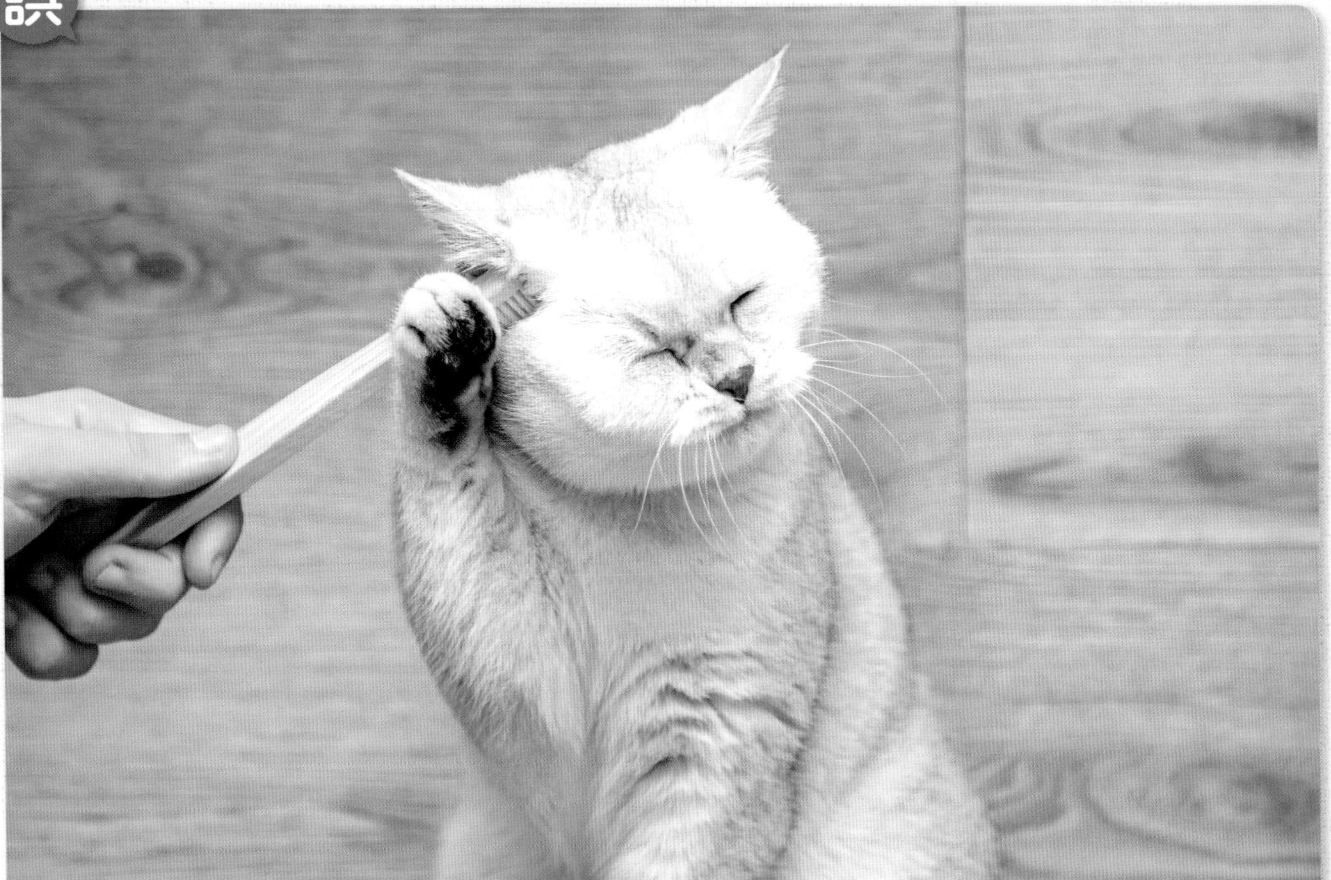

➡解答は68ページ

37 にゃいしょ話

聞かれちゃマズいんだ。
もっと近くにきてくれにゃ

1分で見つけた数	個
全部見つけるまでの時間	分　秒

正

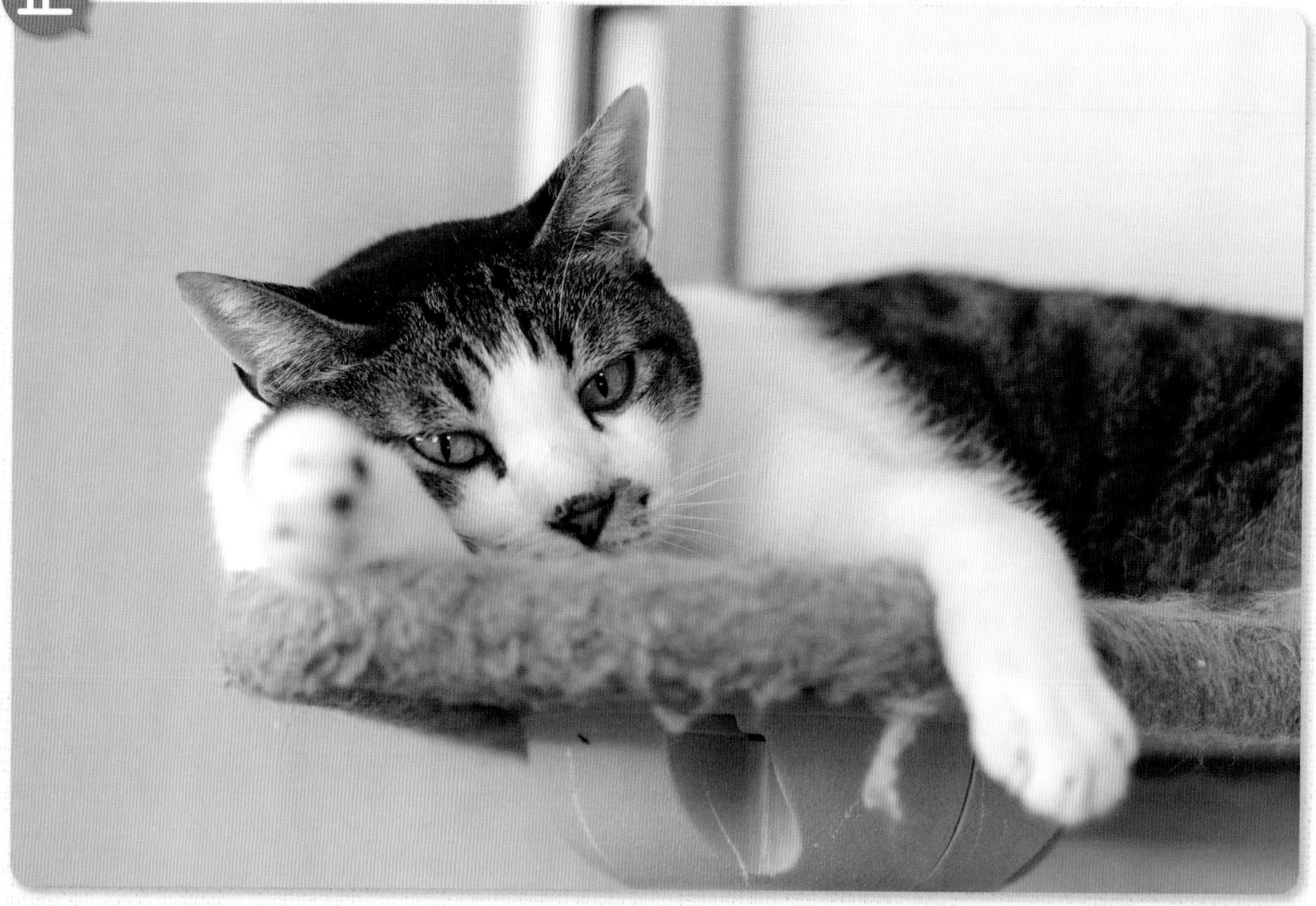

誤 まちがいは5つ。1分で探してにゃ。

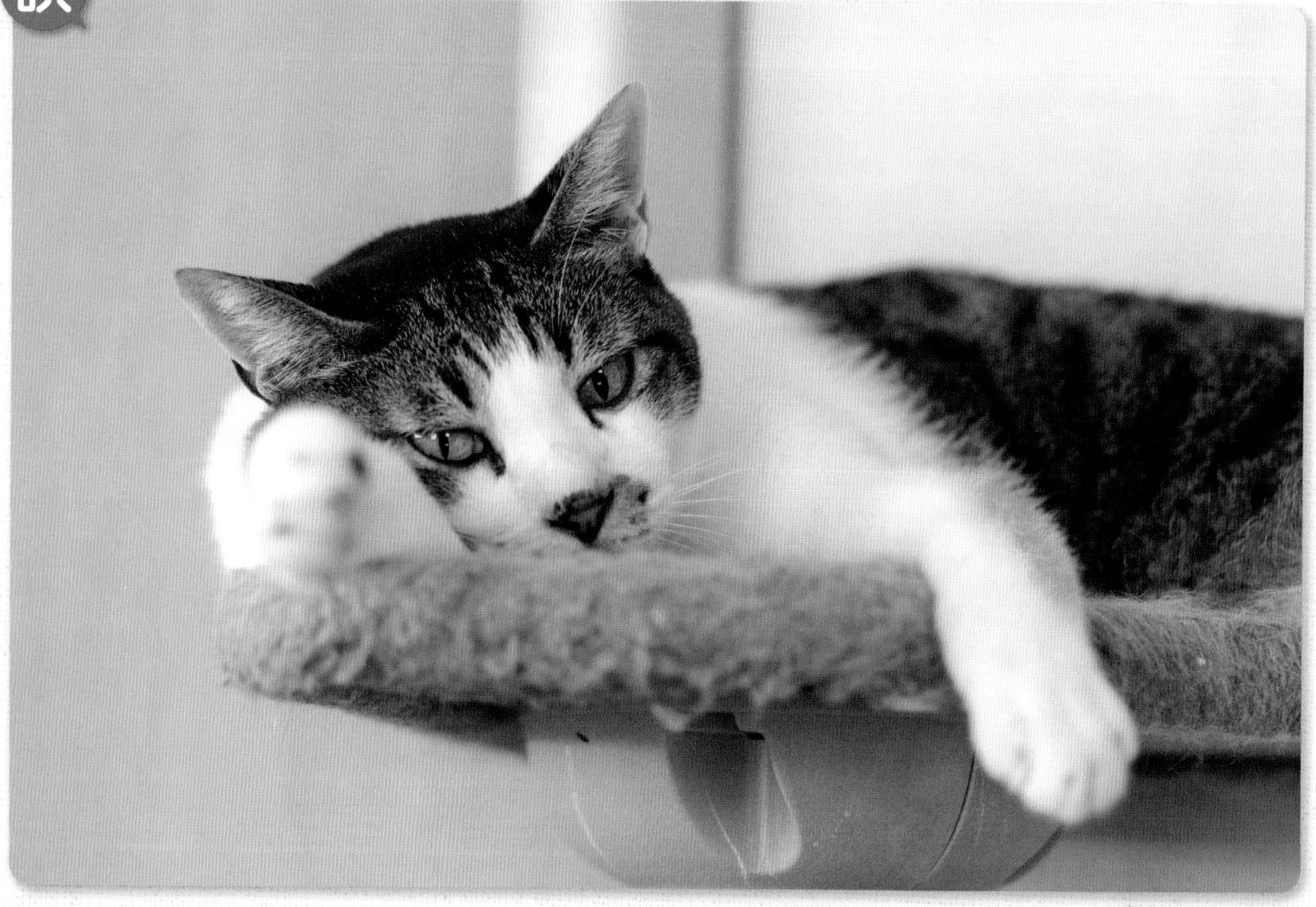

➡解答は68ページ

38 ねこドライバー

うわ。駐車スペースギリギリ。
こういうのねこの額の狭さって
いうんだっけ

1分で見つけた数	個	
全部見つけるまでの時間	分	秒

正

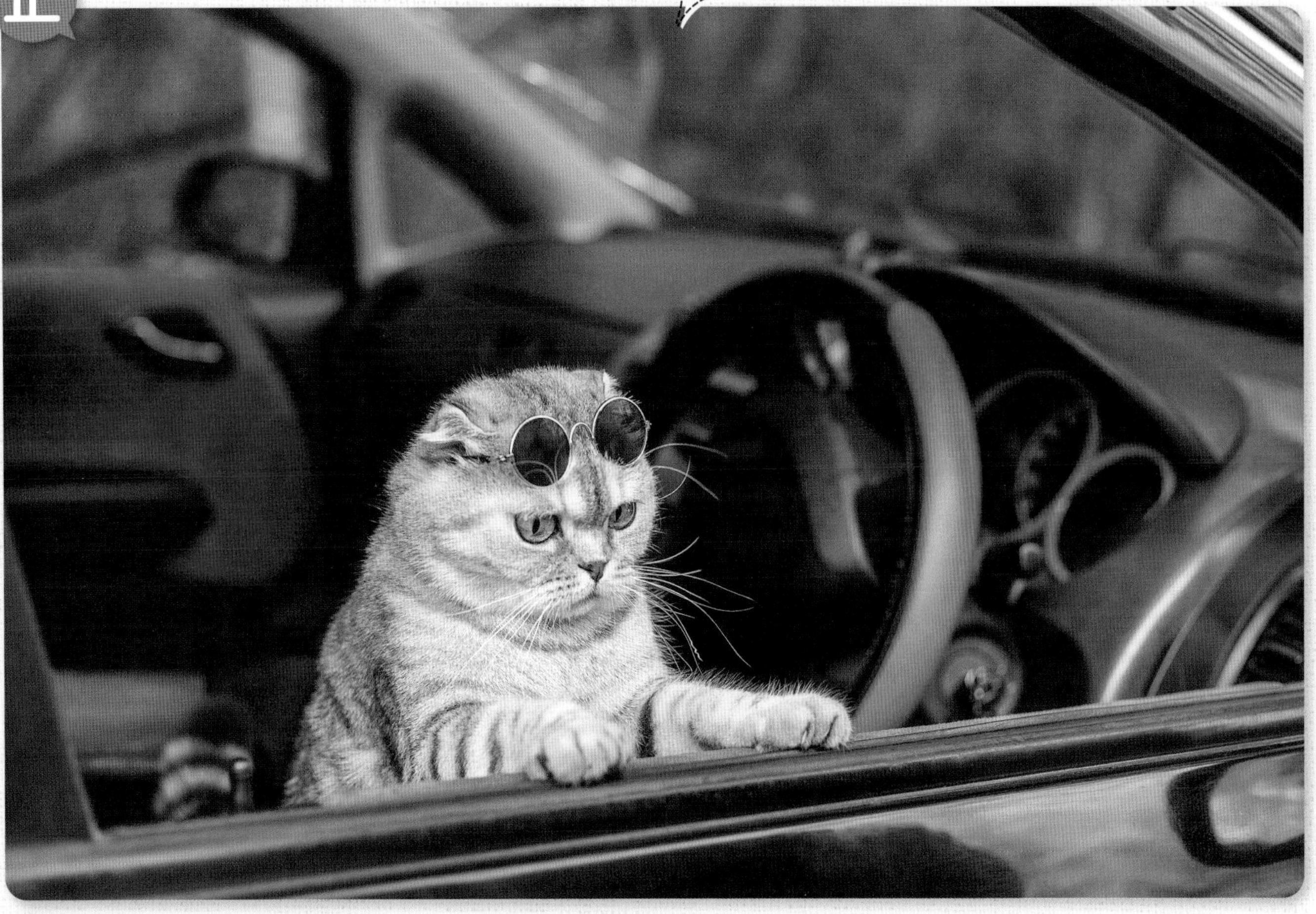

誤　まちがいは5つ。1分で探してにゃ。

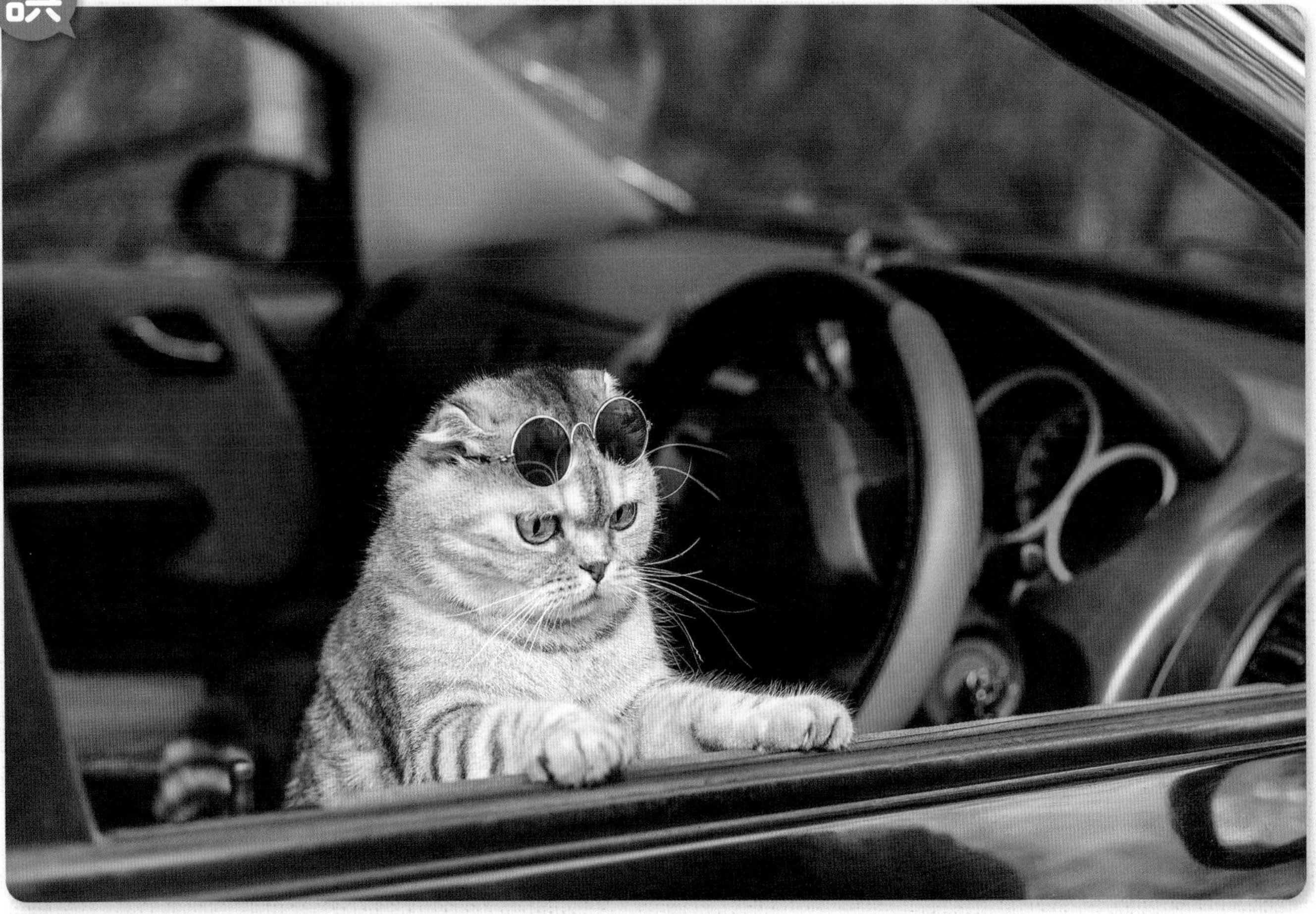

➡解答は69ページ

39 寝ようと思ったのにねこ

えっ。そのお話、
めでたしめでたしじゃ
にゃいの?!

1分で見つけた数	個
全部見つけるまでの時間	分　秒

正

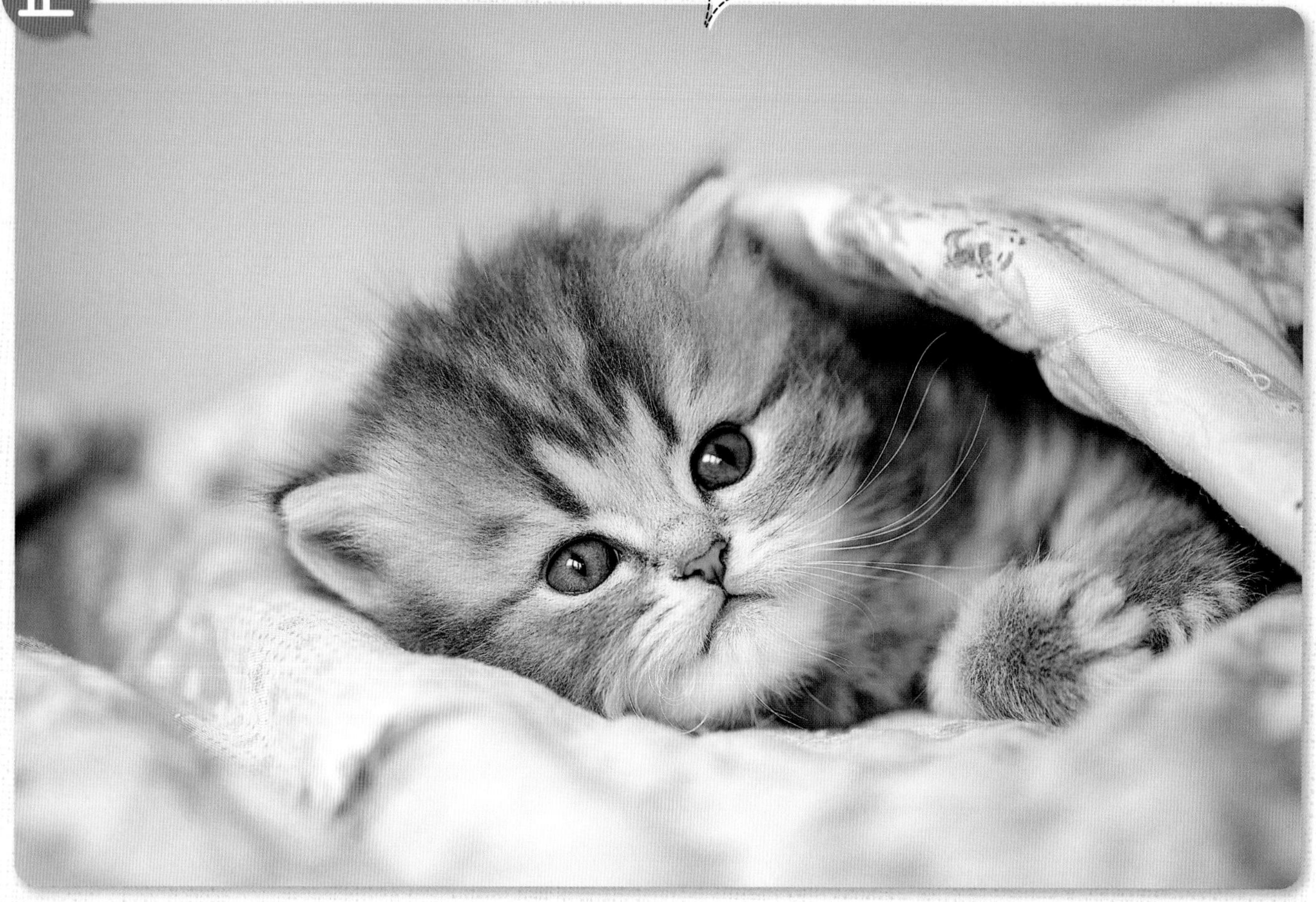

誤　まちがいは5つ。1分で探してにゃ。

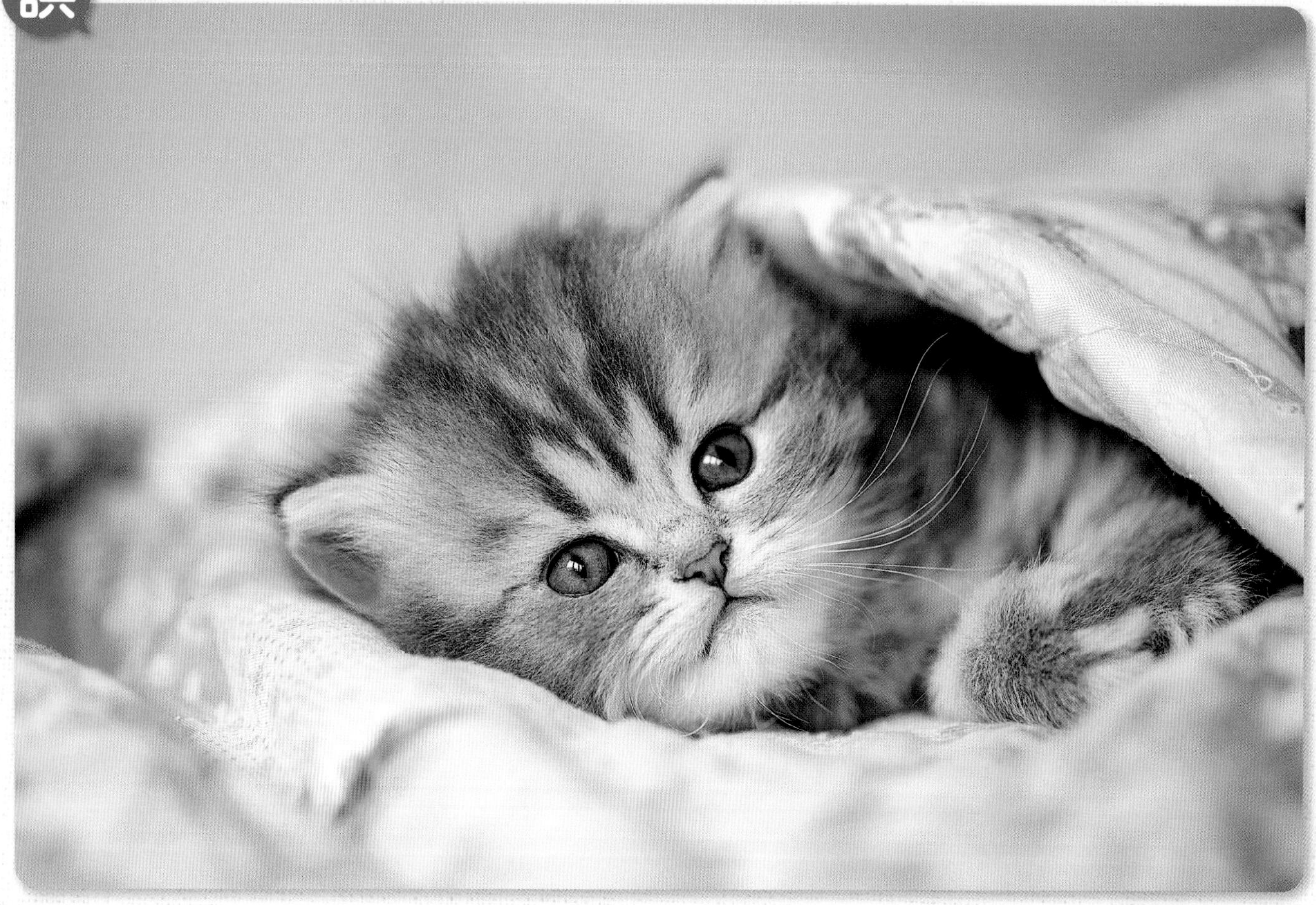

➡解答は69ページ

40

本当にねこ

正

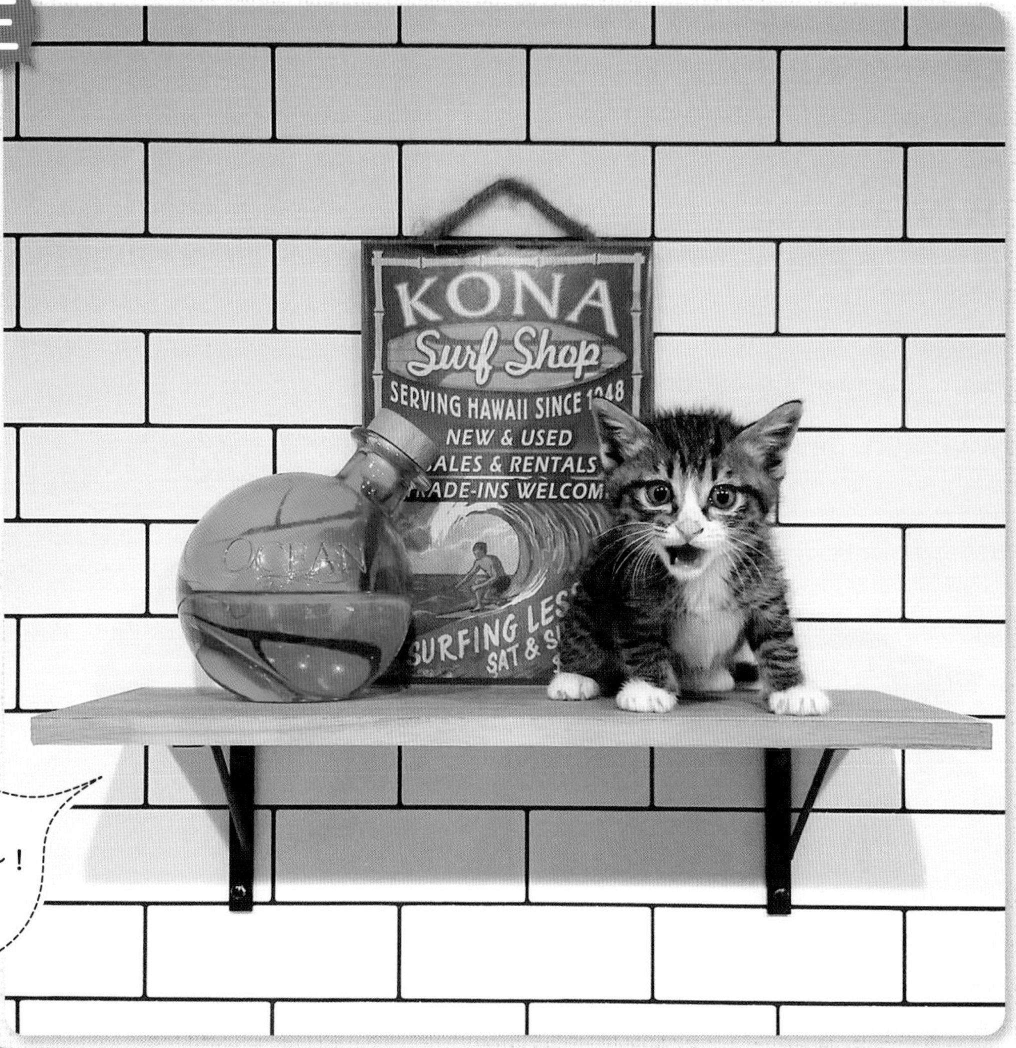

ぬいぐるみじゃなくて
ホントにねこなんだよ～！
かわいすぎるのも
困ったものにゃ～

誤

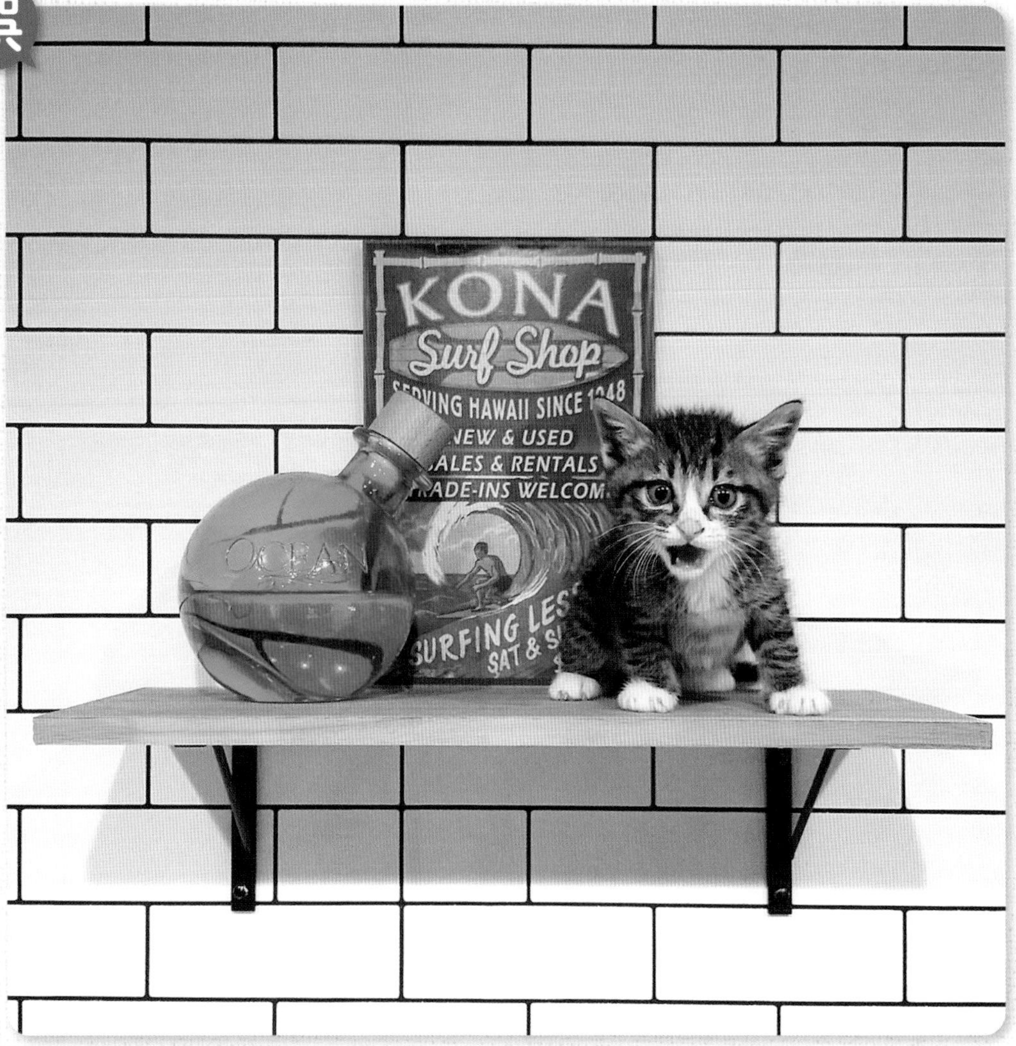

まちがいは5つ。1分で探してにゃ。

1分で見つけた数	個
全部見つけるまでの時間	分　秒

➡解答は69ページ

41 キュンですねこ

1分で見つけた数	個
全部見つけるまでの時間	分　秒

正

ボクのこと
好きかい？
うん。
知ってるよ

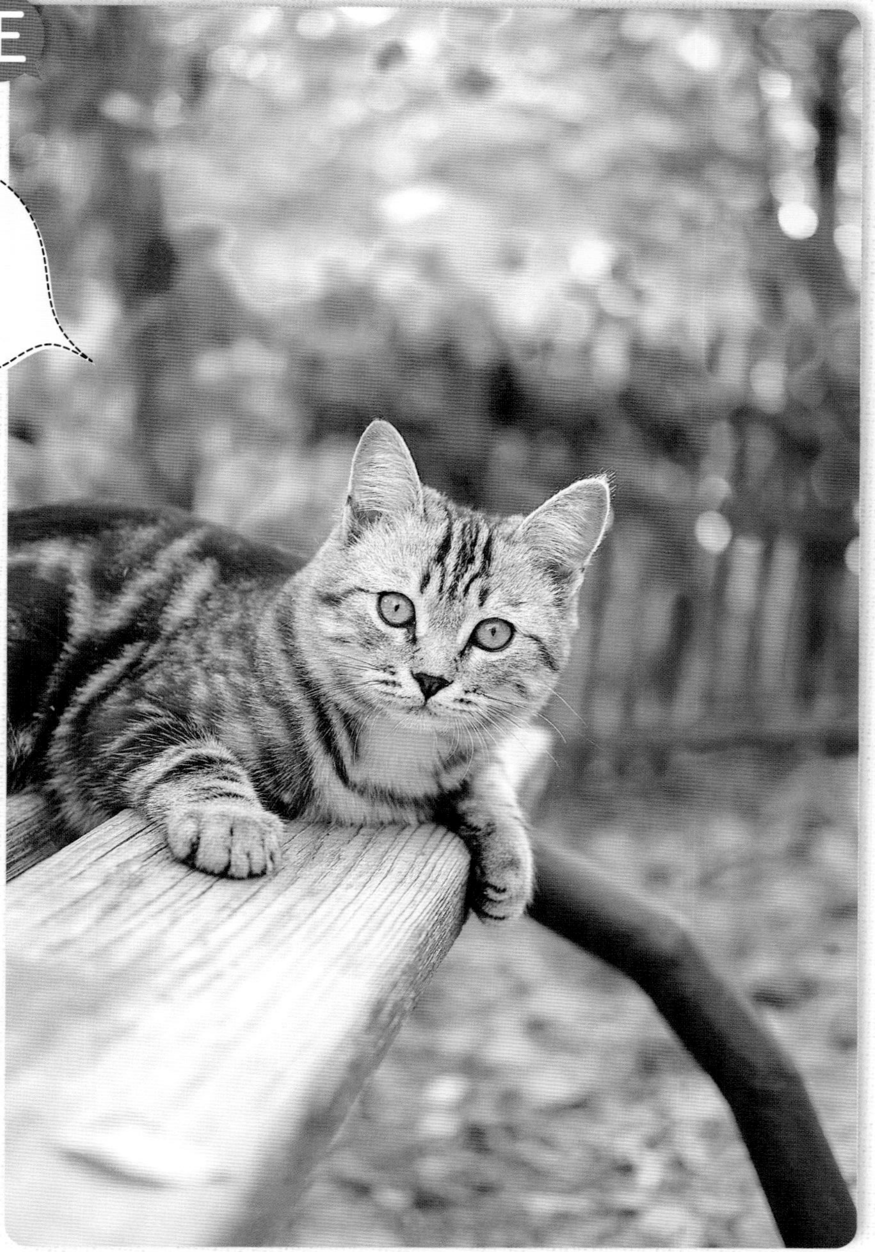

誤

まちがいは5つ。1分で探してにゃ。

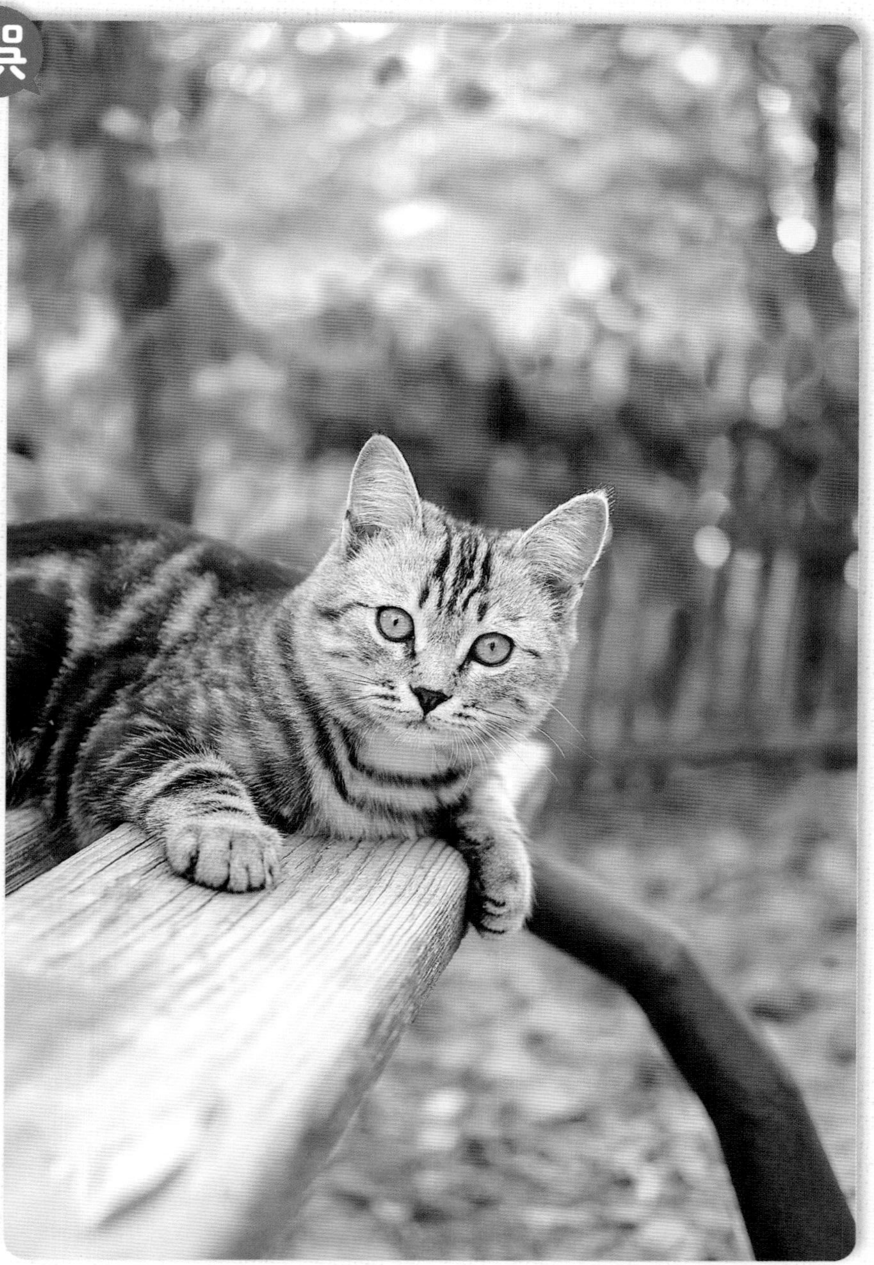

➡解答は69ページ

42 狙いすましねこ

まさかこのにおい…
サンマかっ!?

1分で見つけた数	個
全部見つけるまでの時間	分　秒

正

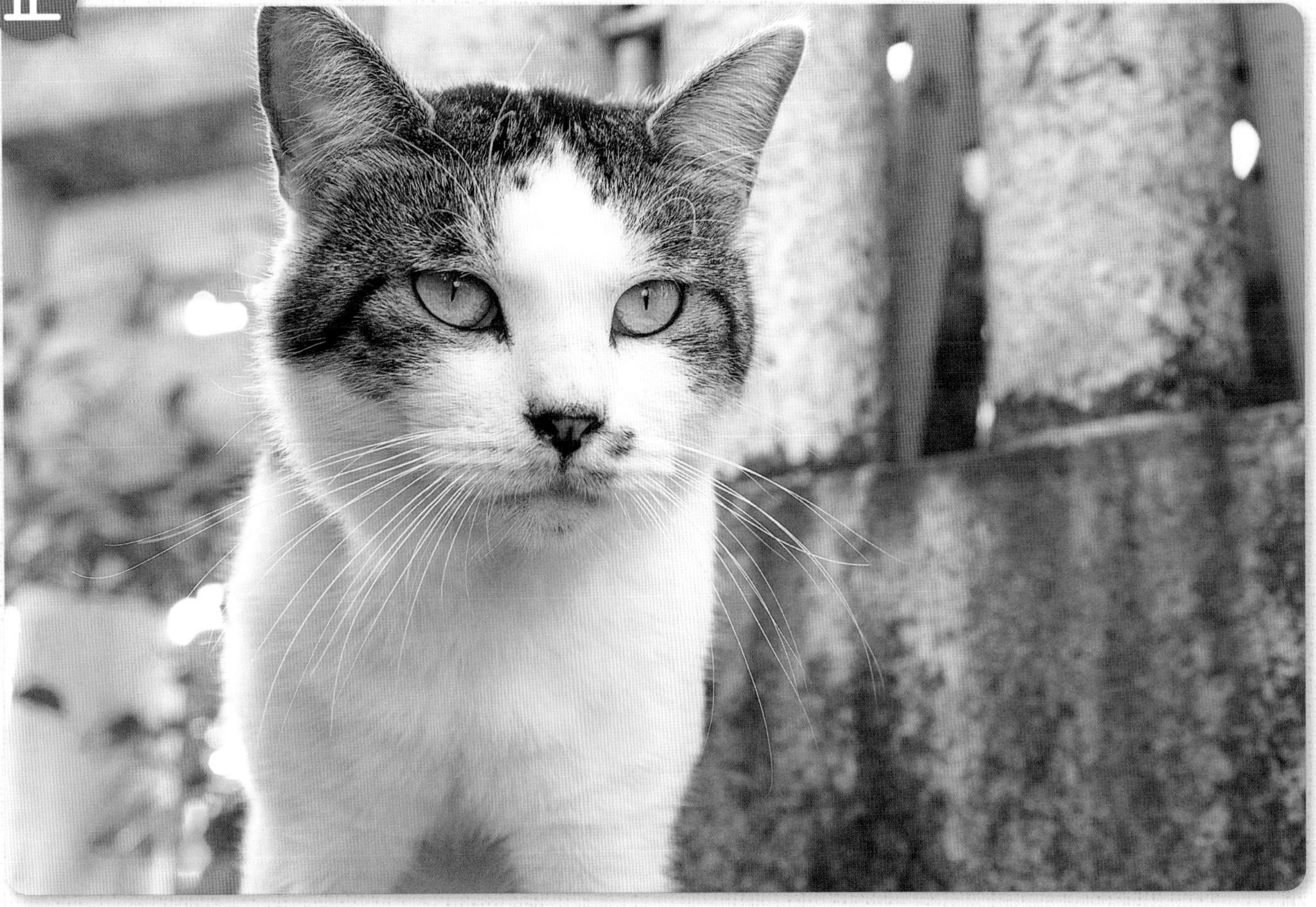

誤　まちがいは5つ。1分で探してにゃ。

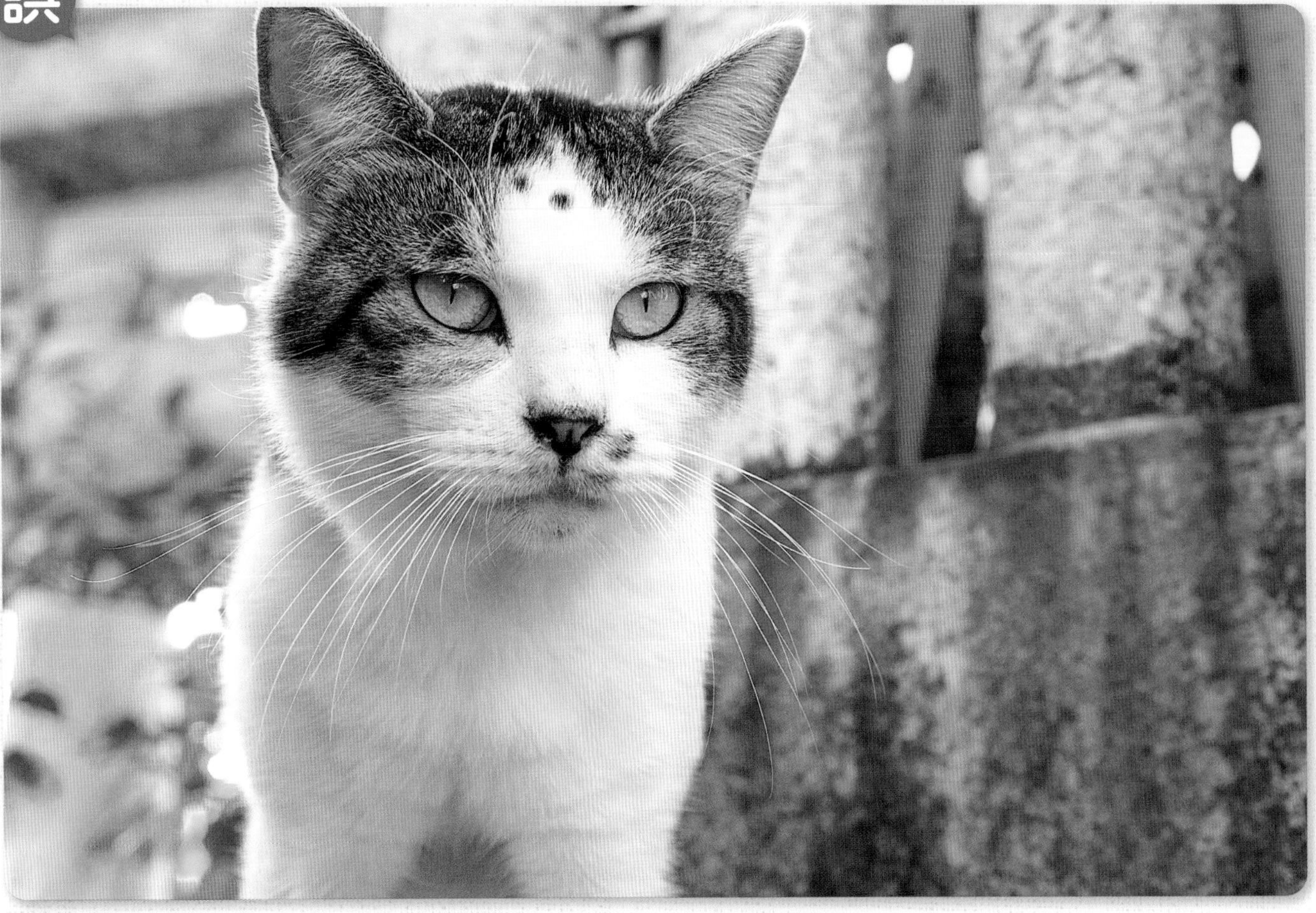

➡解答は69ページ

43 おしりねこ

おい！あれ見ろよ…！
す…すごいぞ

おしりしか
見えんにゃ

1分で見つけた数	個
全部見つけるまでの時間	分　秒

正

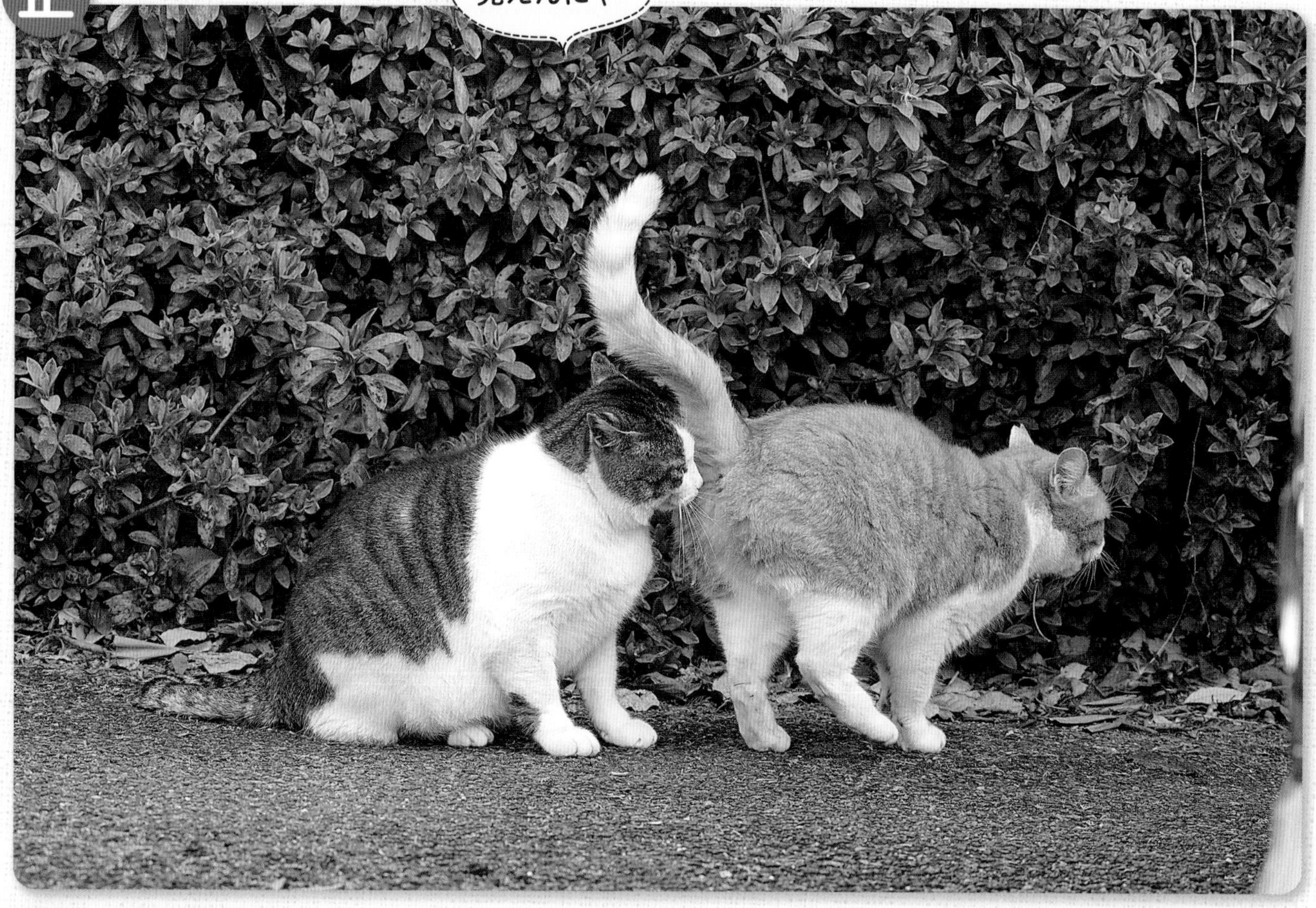

誤　まちがいは5つ。1分で探してにゃ。

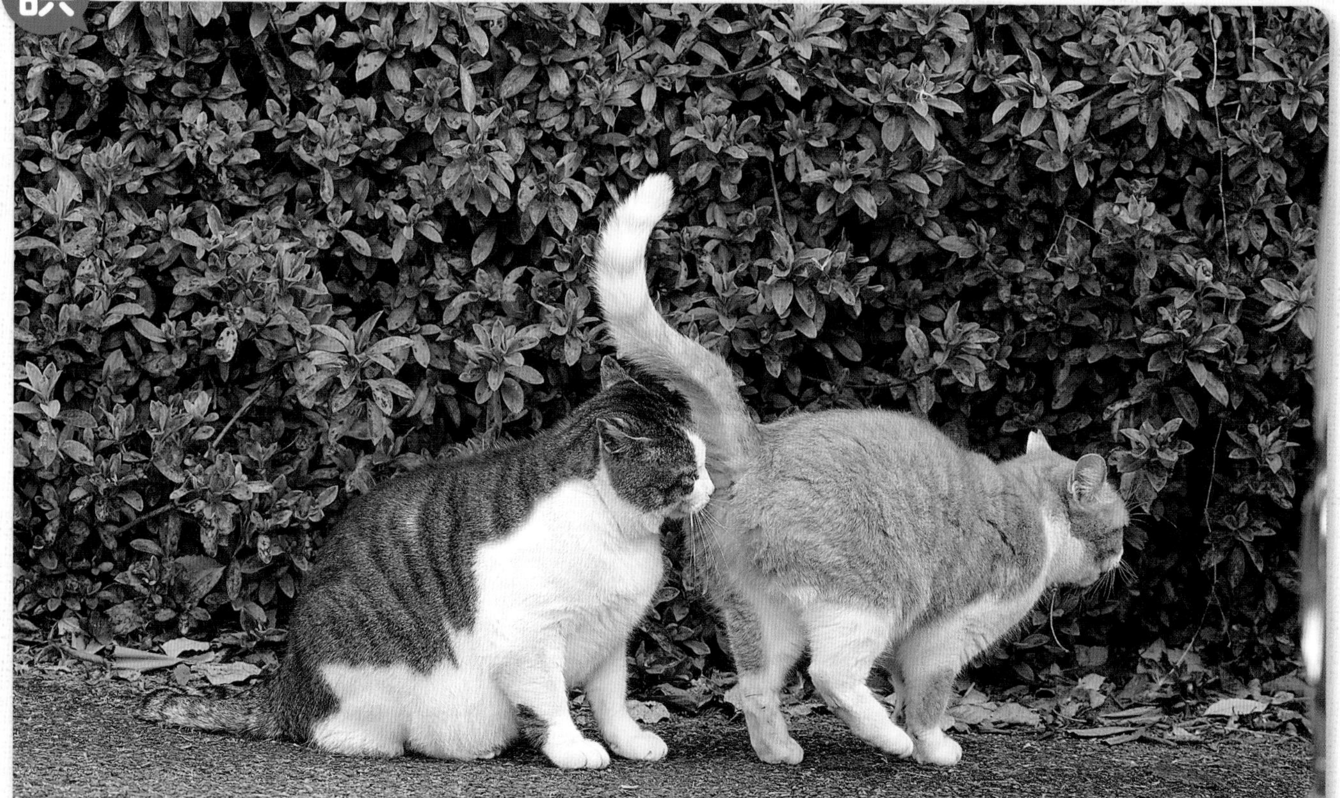

➡解答は69ページ

44 すとーんねこ

あぁ…石を3つ
重ねたところで、
睡魔がぁ

1分で見つけた数	個
全部見つけるまでの時間	分　秒

正

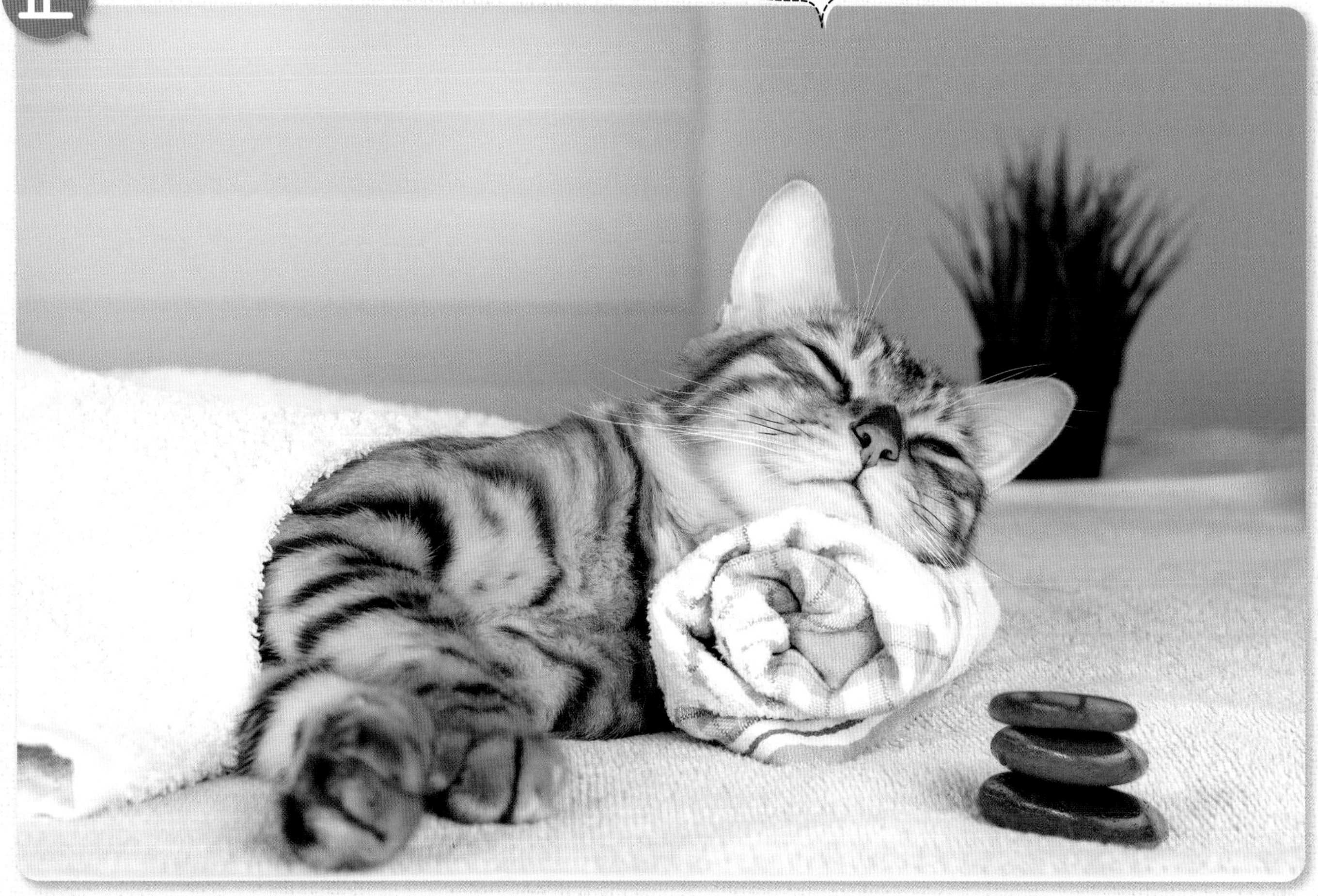

誤　まちがいは5つ。1分で探してにゃ。

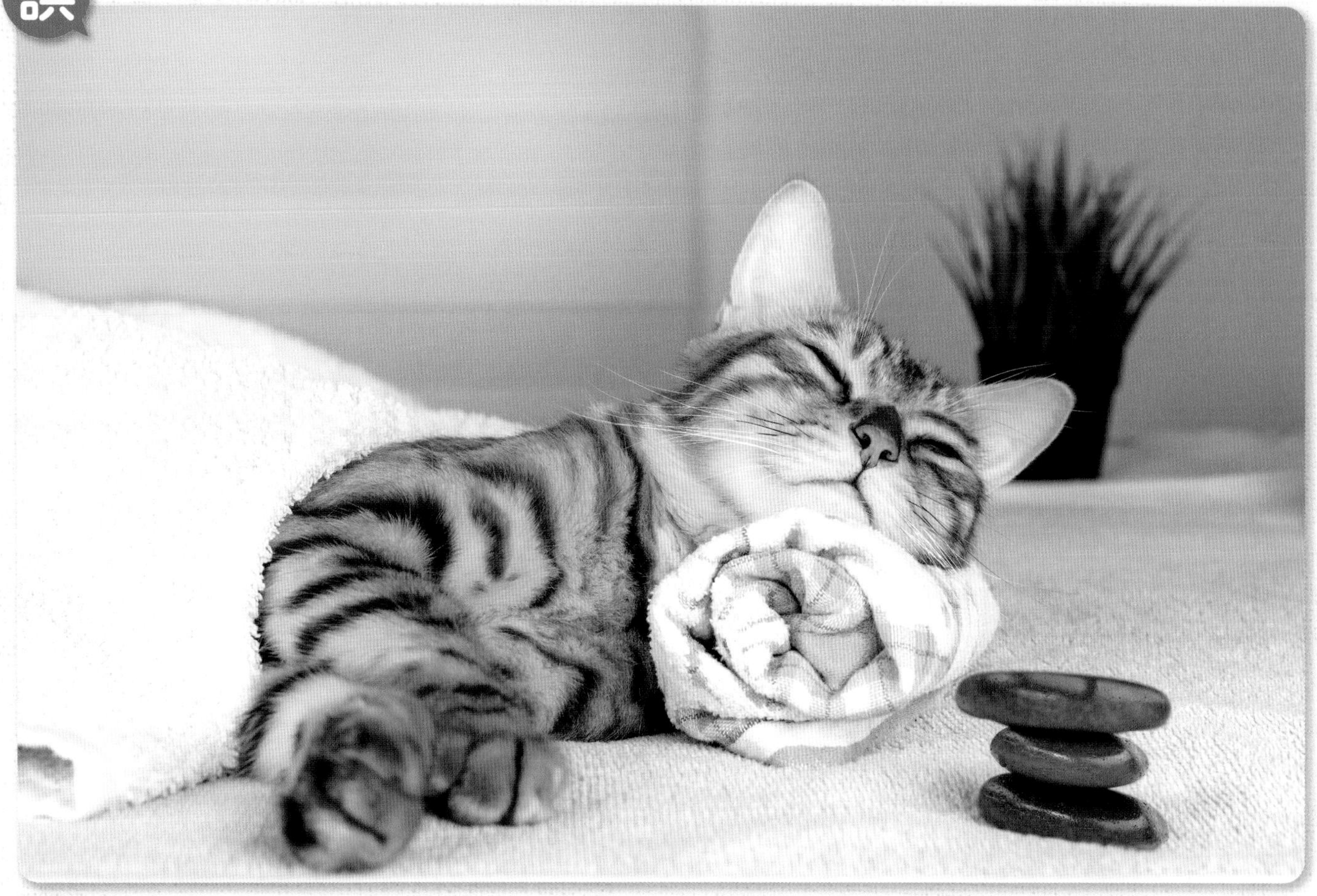

➡解答は69ページ

45 転がしねこ

こしゃくなボールめっ！
ボクから逃げられると
思ったかにゃ

1分で見つけた数	個
全部見つけるまでの時間	分　秒

正

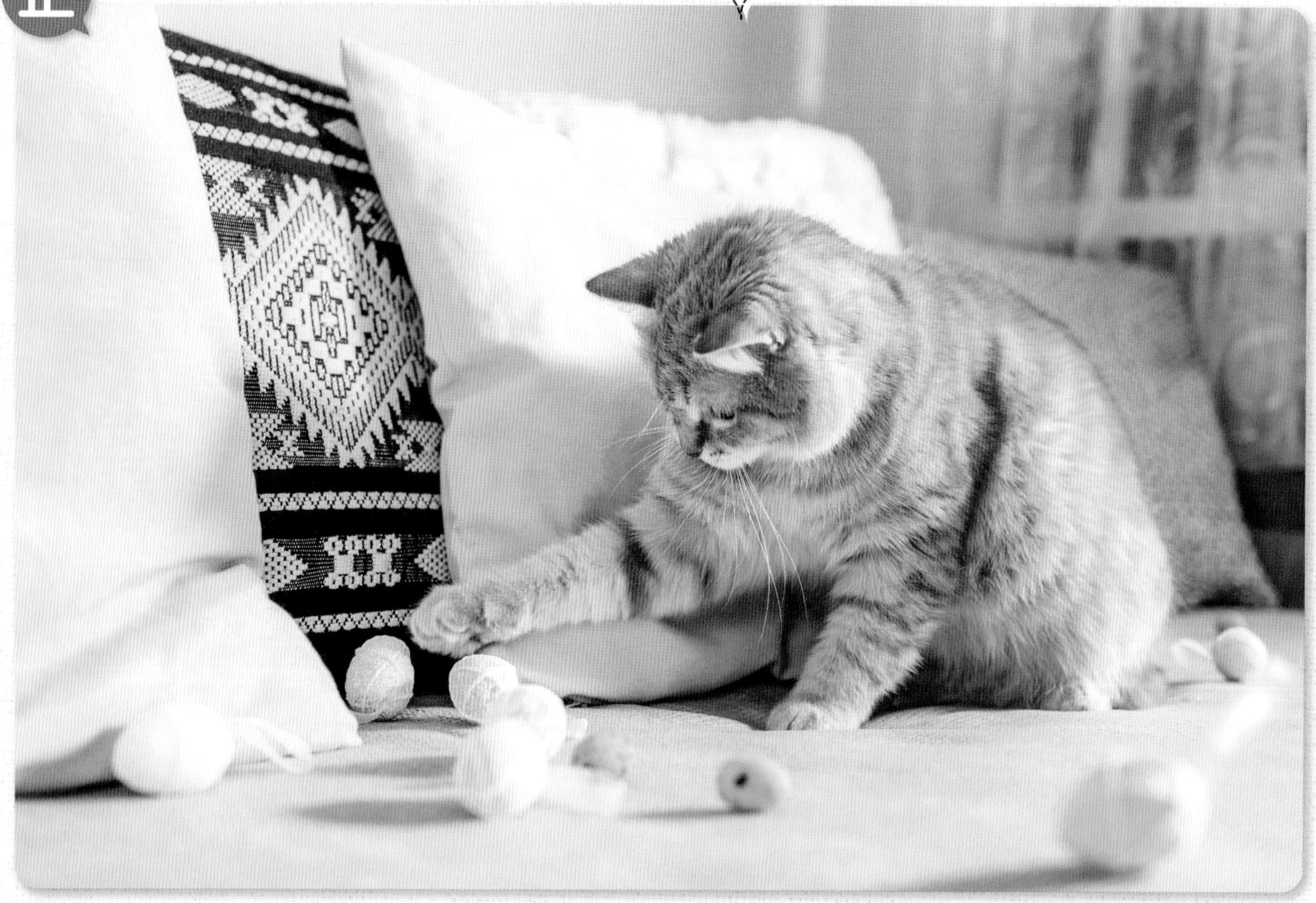

誤　まちがいは5つ。1分で探してにゃ。

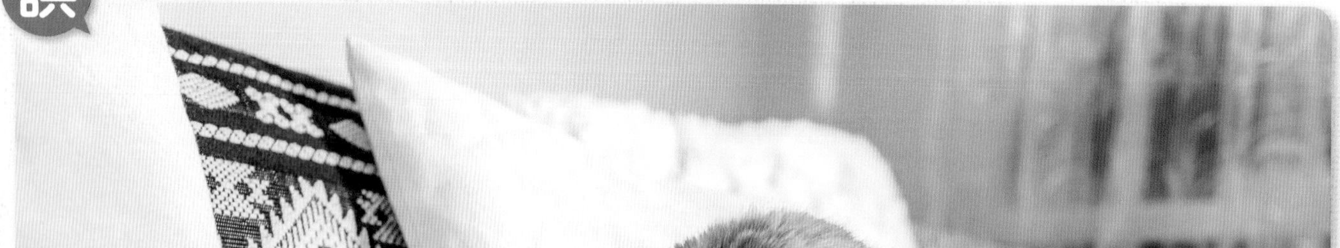

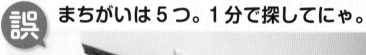

➡解答は69ページ

46 盗聴ねこ

（…なにっ。
ねこ太さんのトイレ砂には
そんな秘密が…！
署に帰って報告だな）

1分で見つけた数	個
全部見つけるまでの時間	分　秒

正

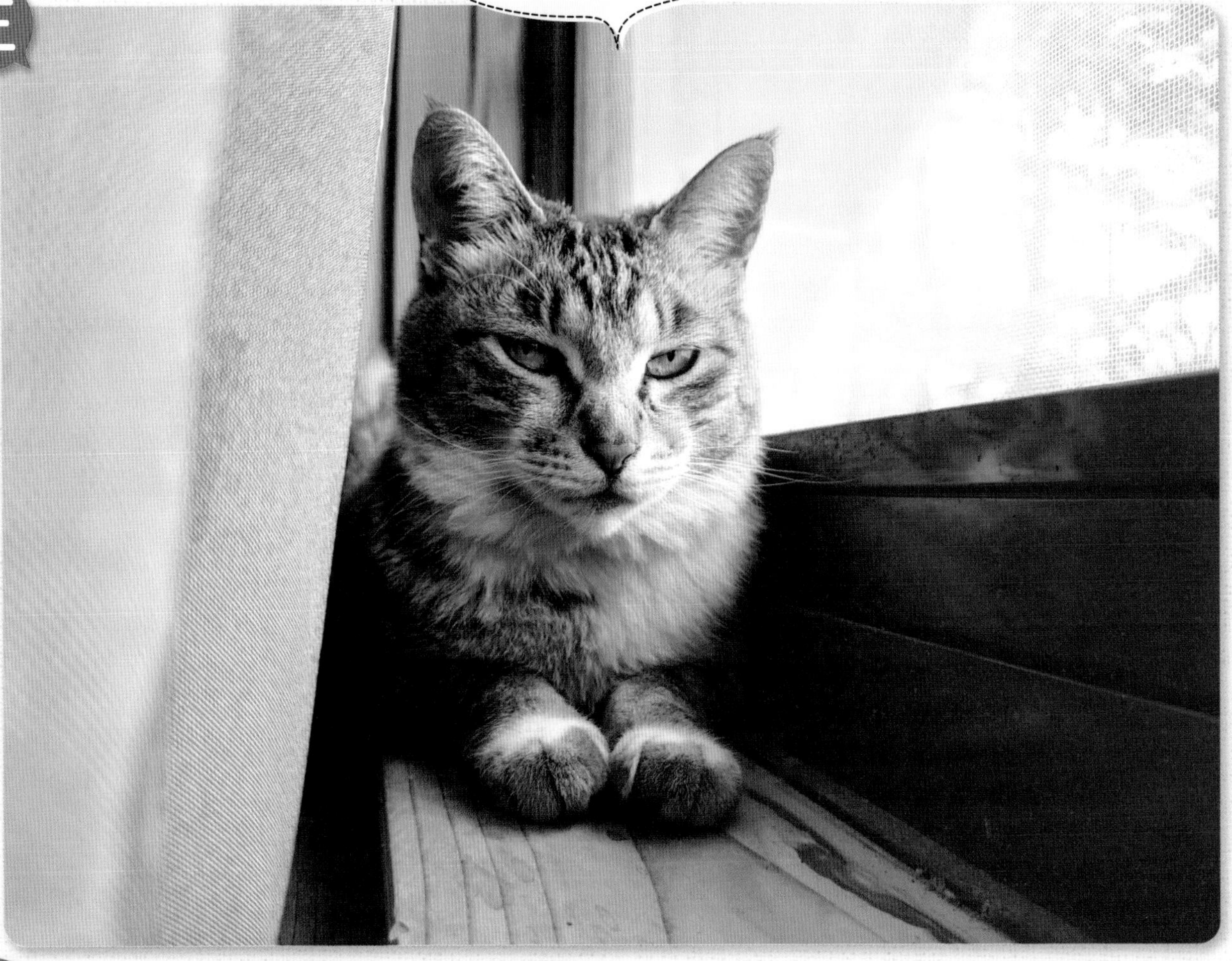

誤

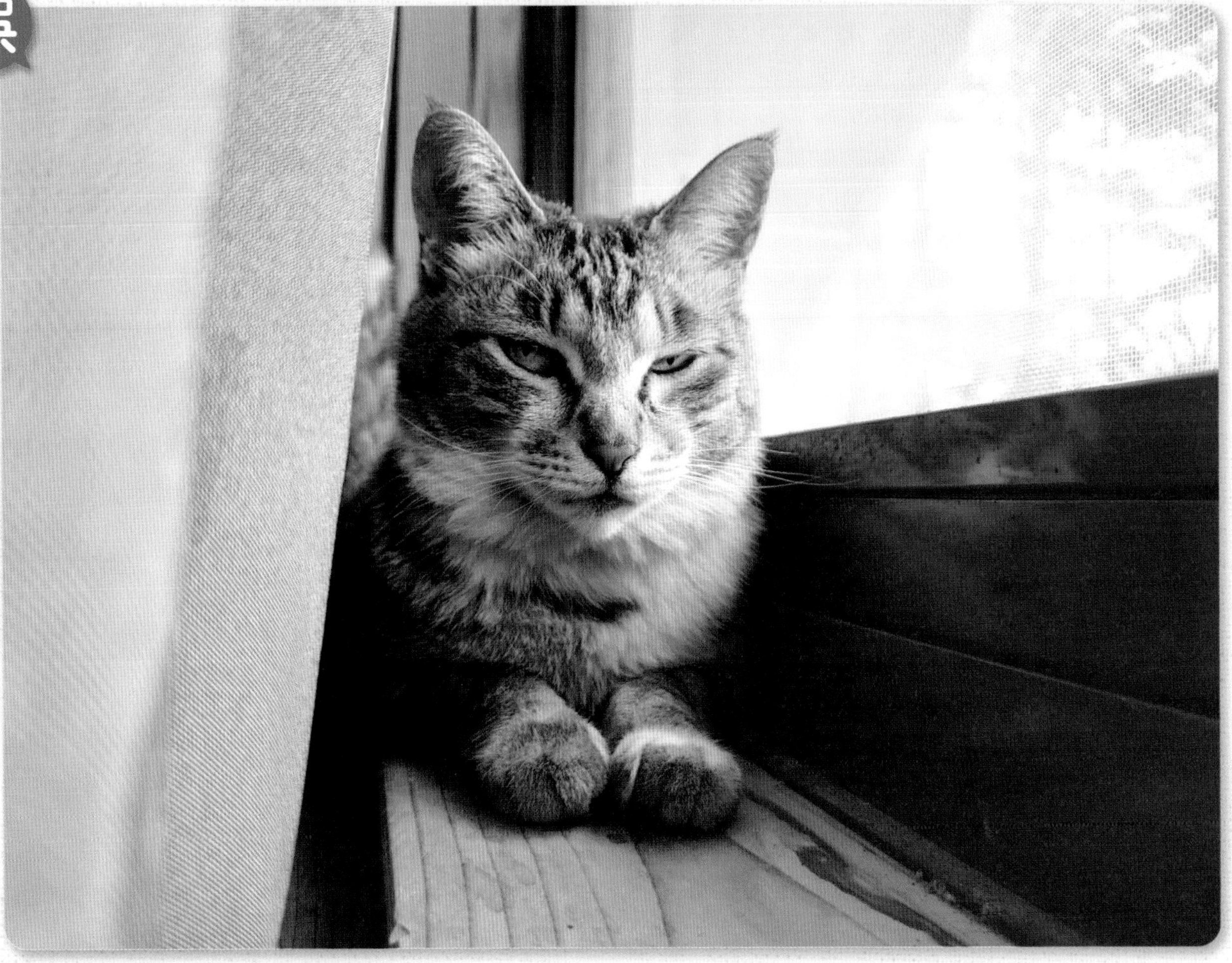

まちがいは5つ。1分で探してにゃ。

➡解答は70ページ

47 青魚と思ったねこ

げ!!
パパの足じゃん！
さいあくにゃ!!

1分で見つけた数	個
全部見つけるまでの時間	分　秒

正

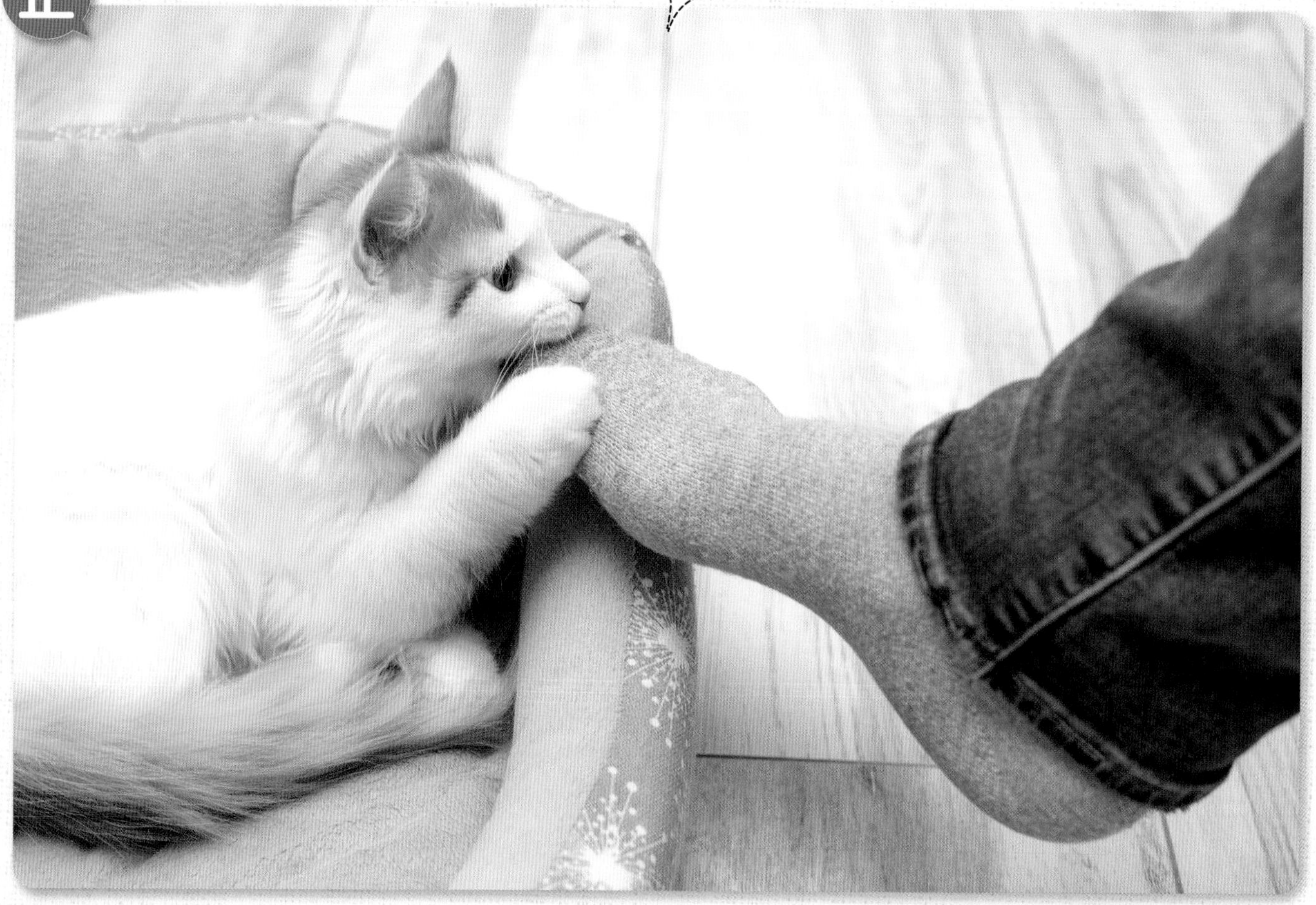

誤　まちがいは5つ。1分で探してにゃ。

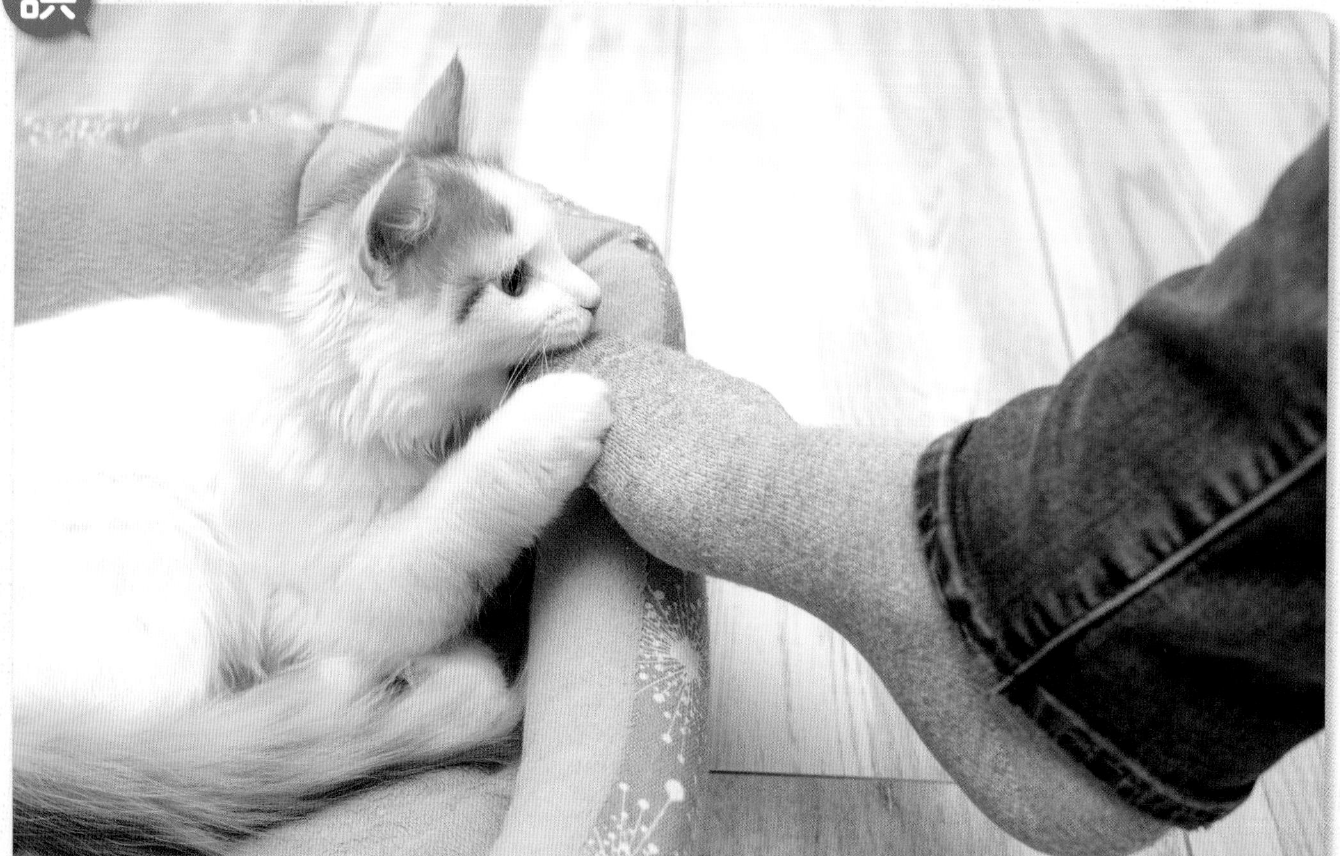

➡解答は70ページ

48 見せかけねこ

飛びかかると
見せかけて、
ジリジリ後退っと…

1分で見つけた数	個
全部見つけるまでの時間	分　秒

正

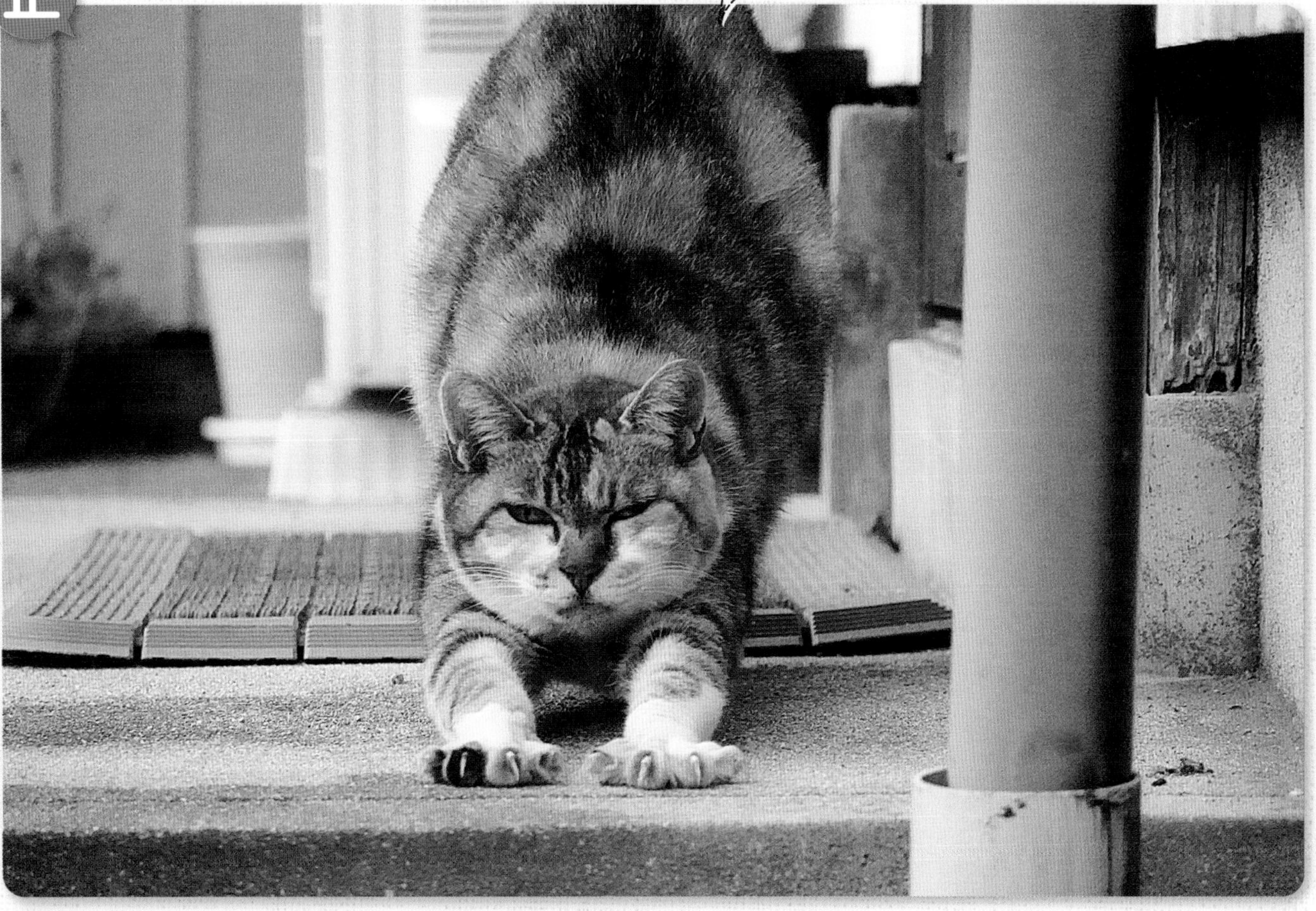

誤　まちがいは5つ。1分で探してにゃ。

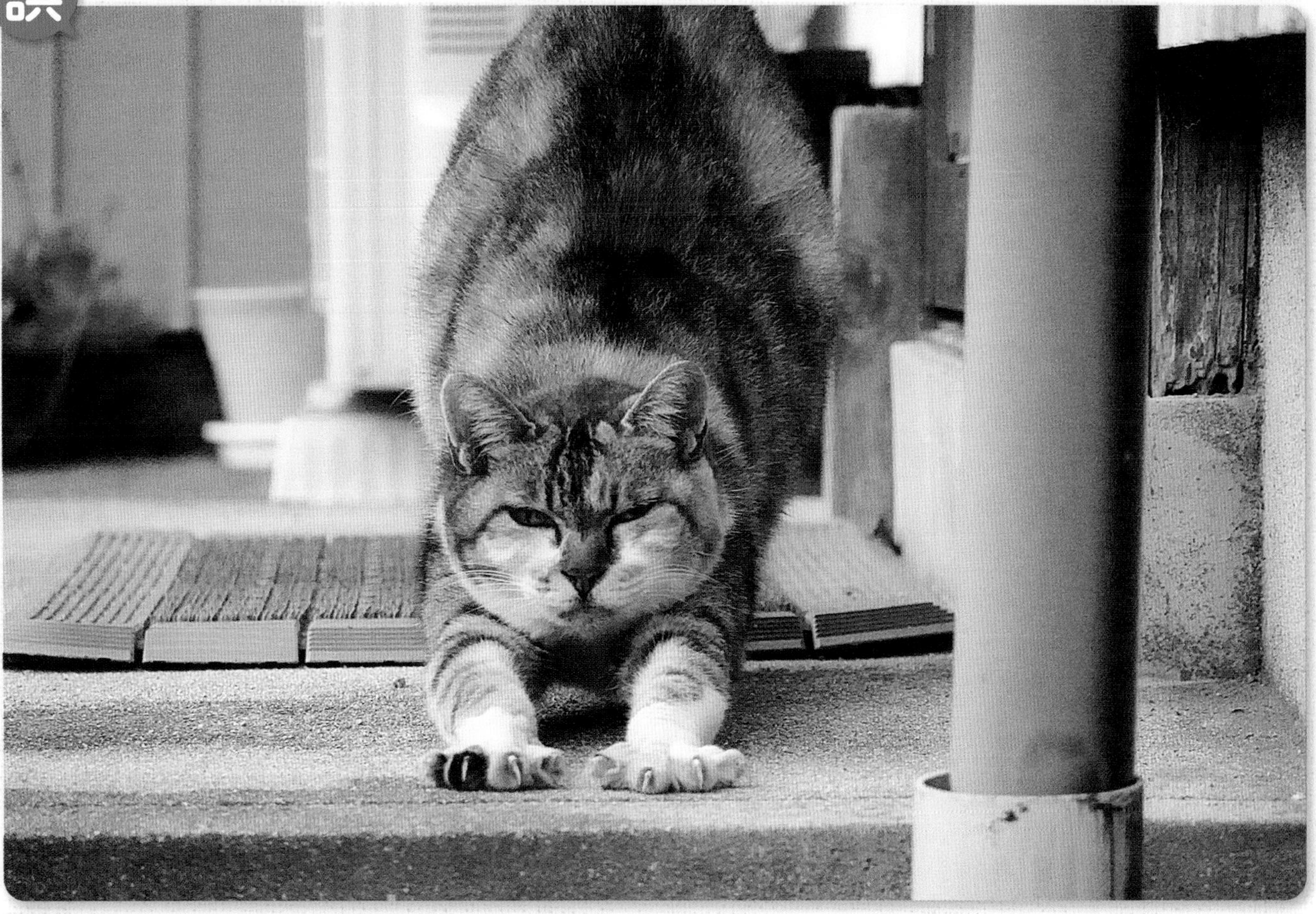

➡解答は70ページ

49 パソコンおんちねこ

1分で見つけた数	個
全部見つけるまでの時間	分　秒

これがマウス!!

いや、
それは画面にゃ

正

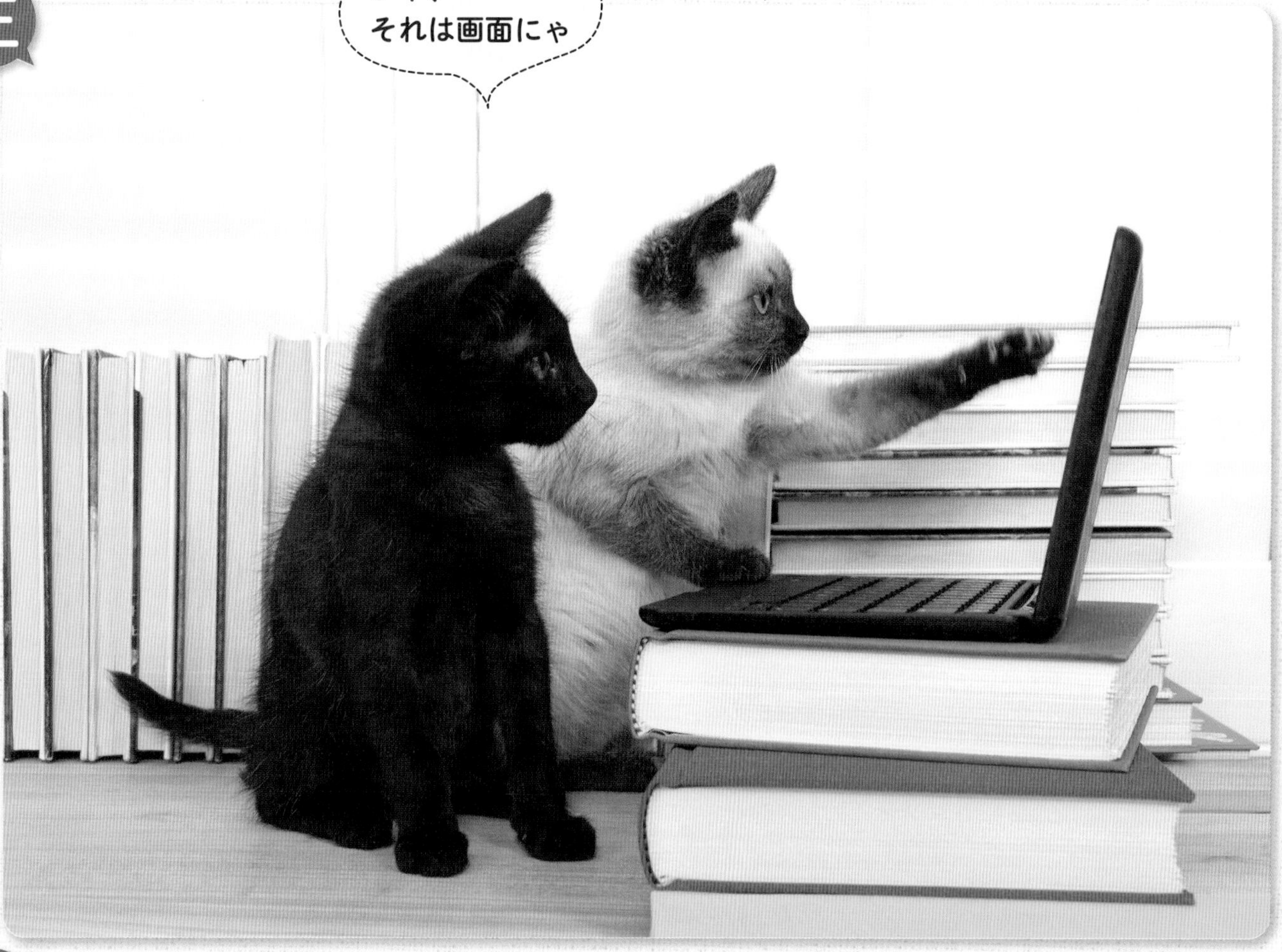

誤

まちがいは5つ。1分で探してにゃ。

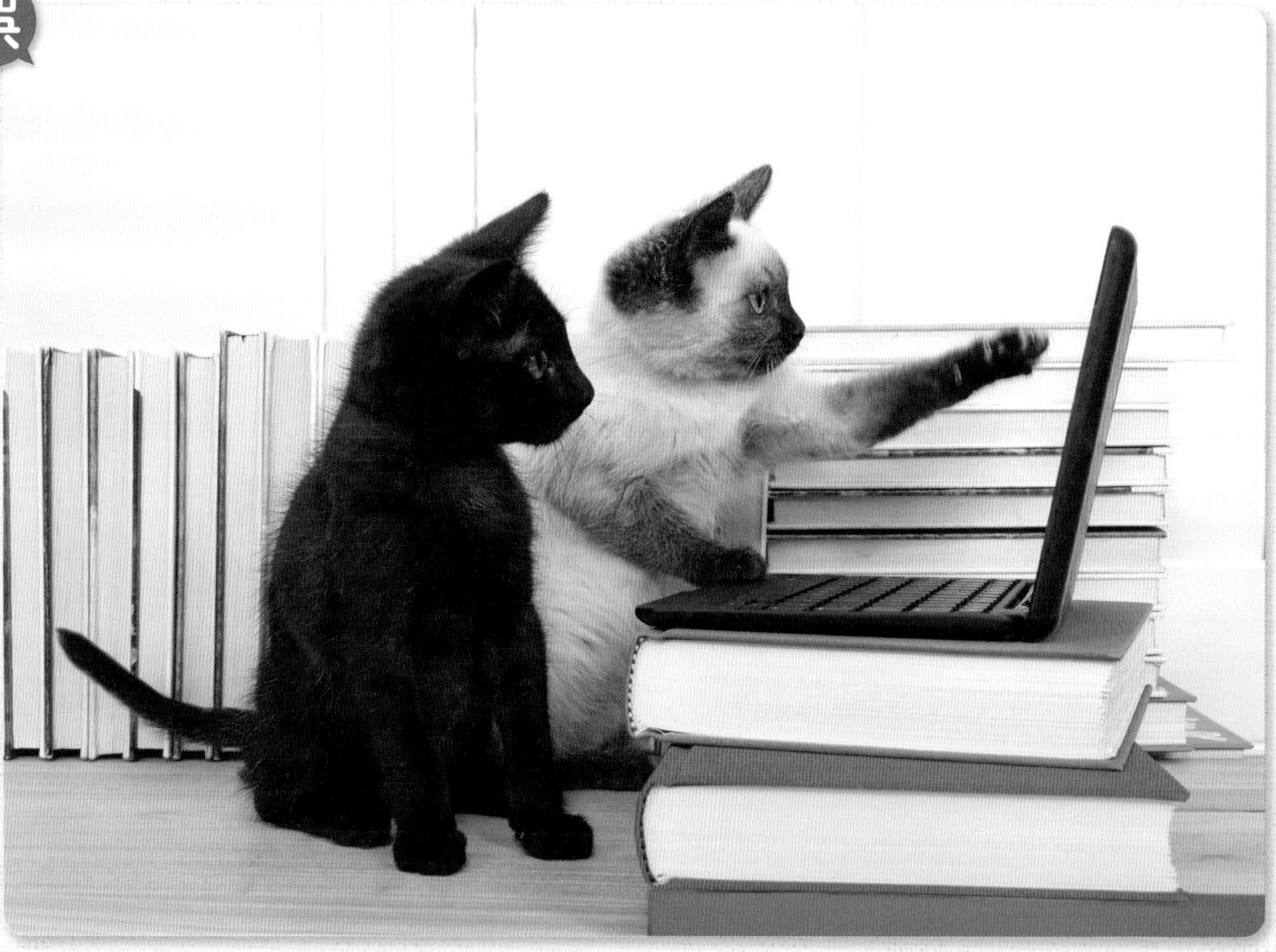

➡解答は70ページ

50 久しぶりねこ

よう、少年。
大きくにゃったな

1分で見つけた数	個
全部見つけるまでの時間	分　秒

正

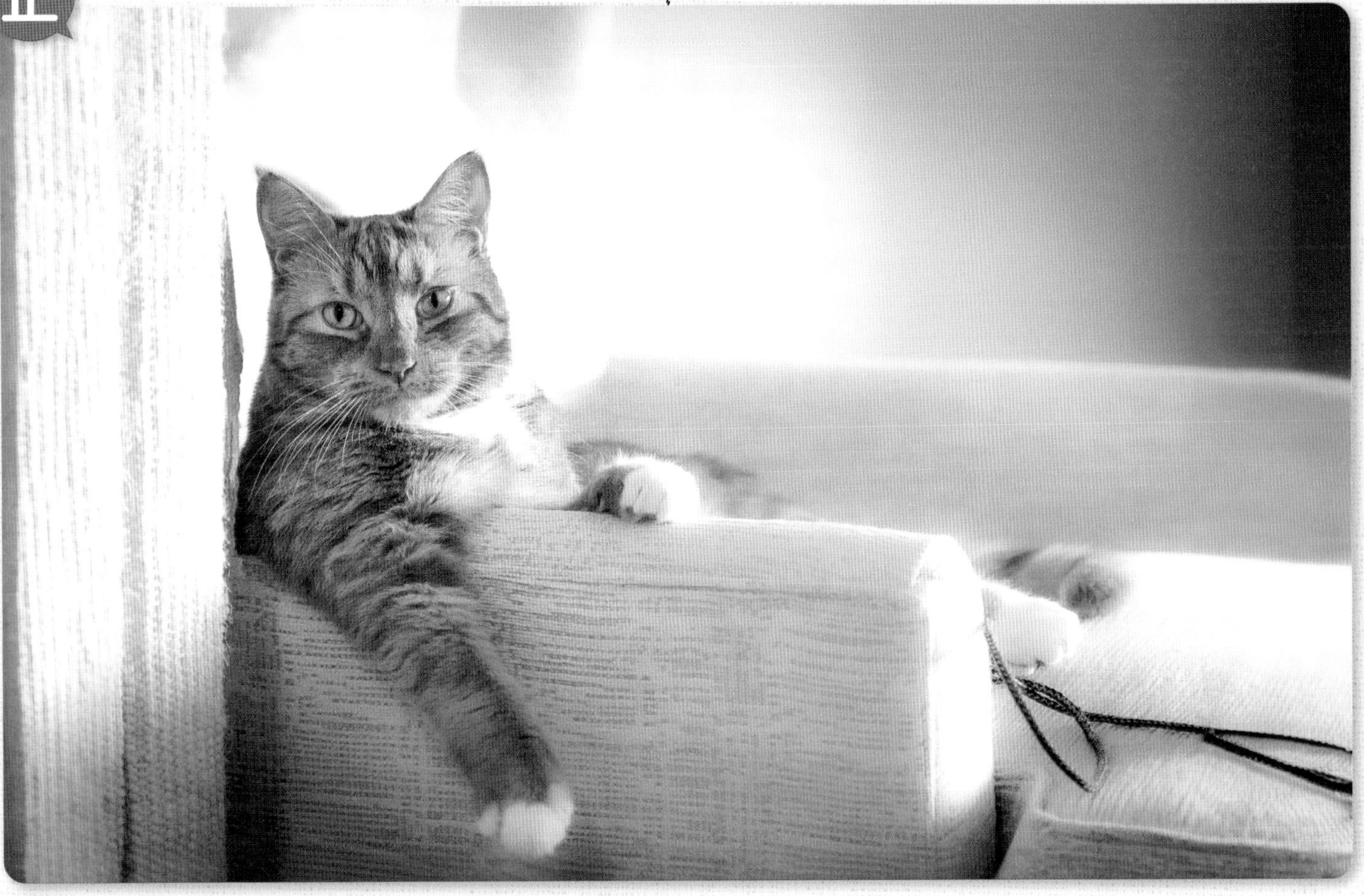

誤

まちがいは５つ。１分で探してにゃ。

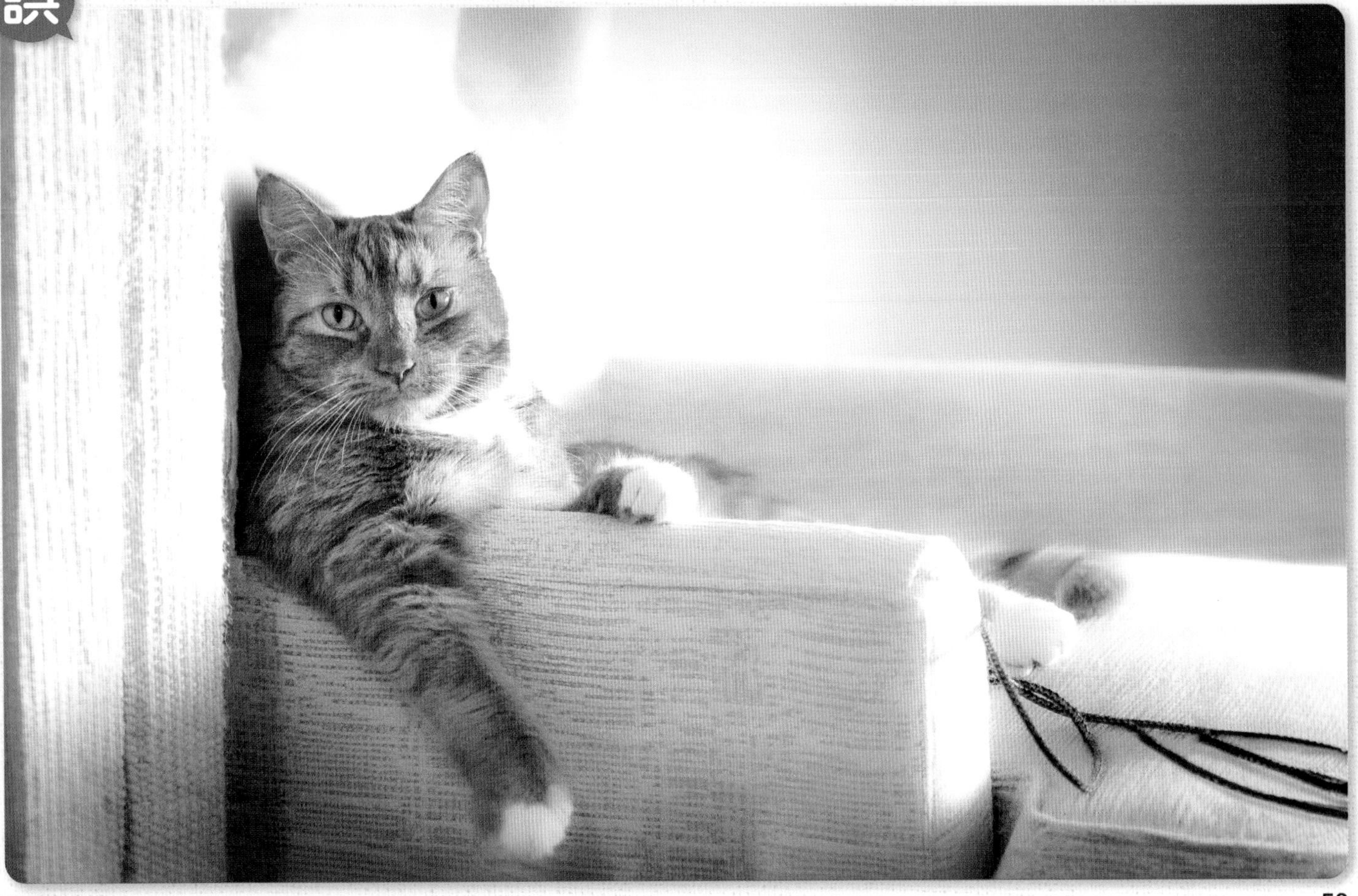

➡解答は70ページ

51 パリコレねこ

ボクもいつか
あのランウェイに立って
ポーズ決めたいにゃ

1分で見つけた数	個
全部見つけるまでの時間	分　秒

正

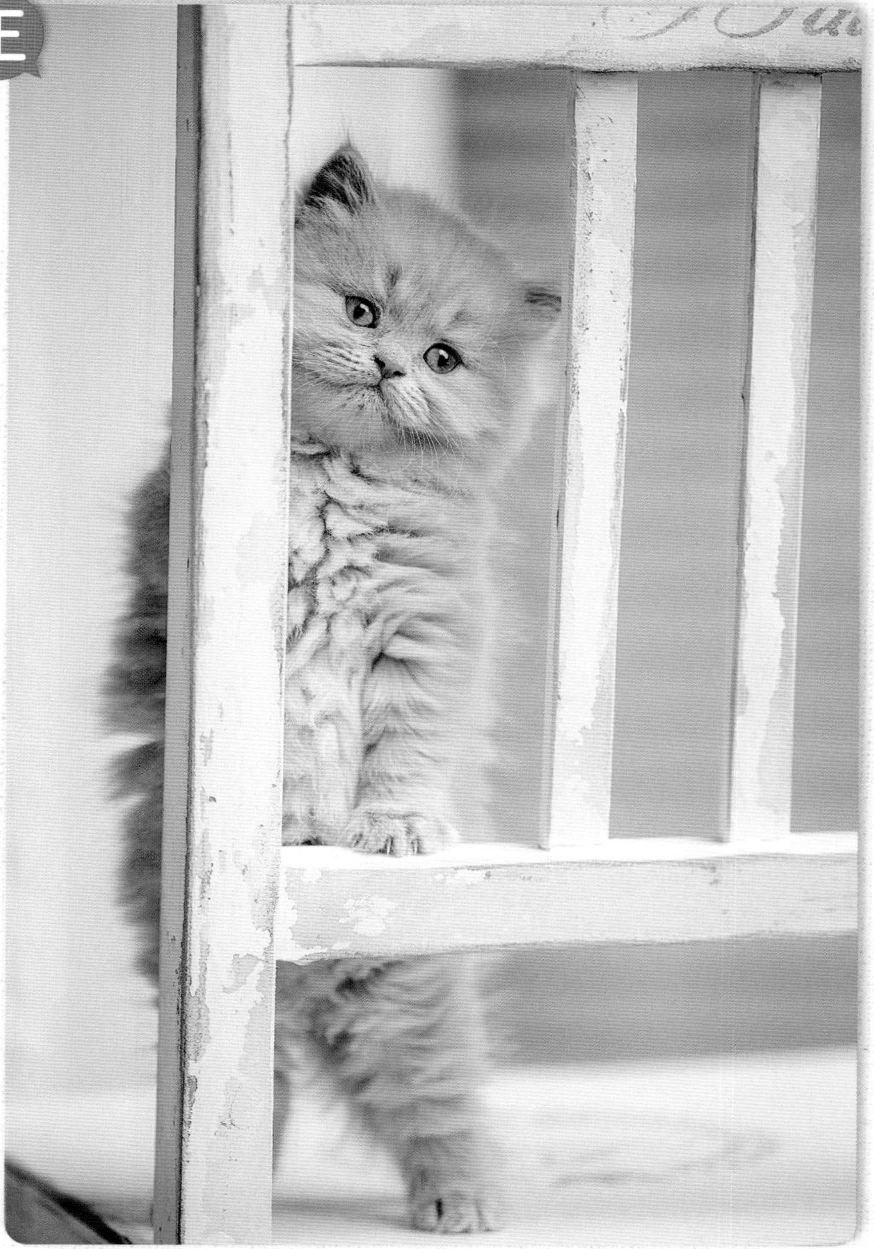

誤

まちがいは5つ。1分で探してにゃ。

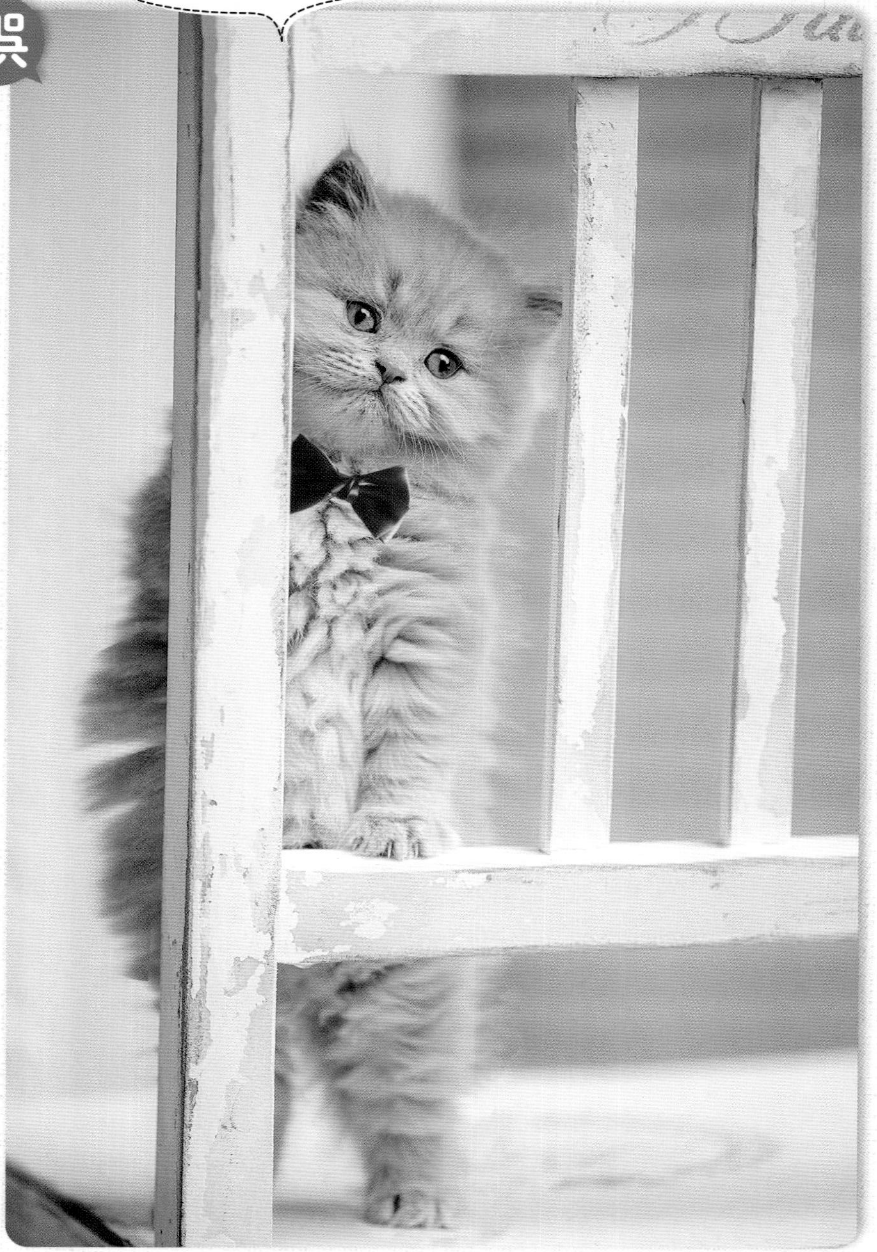

➡解答は70ページ

52 芸術ねこ

ちょっと動かないでッ！
うん、君にはこの色がいい

1分で見つけた数	個
全部見つけるまでの時間	分　秒

正

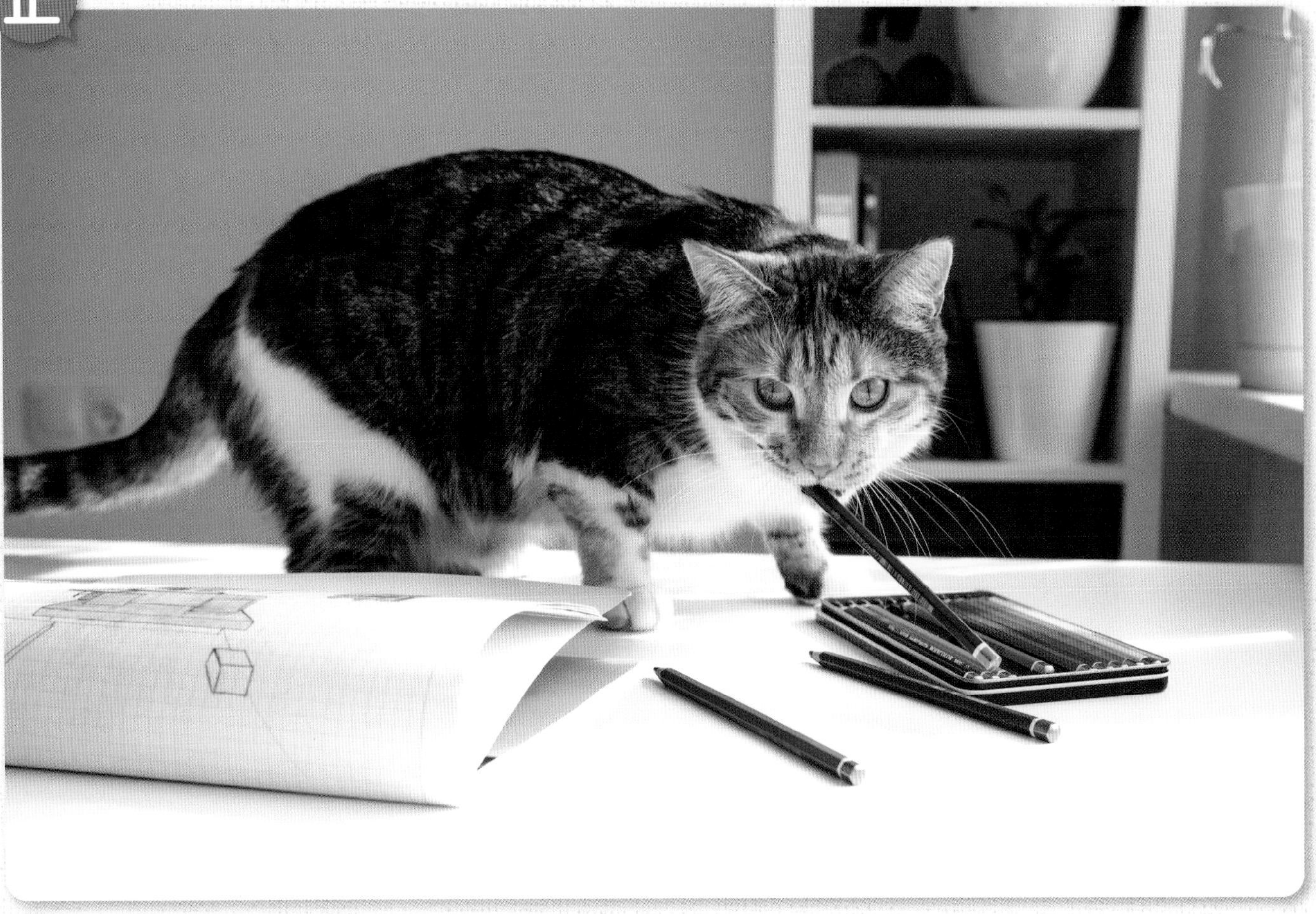

誤　まちがいは５つ。１分で探してにゃ。

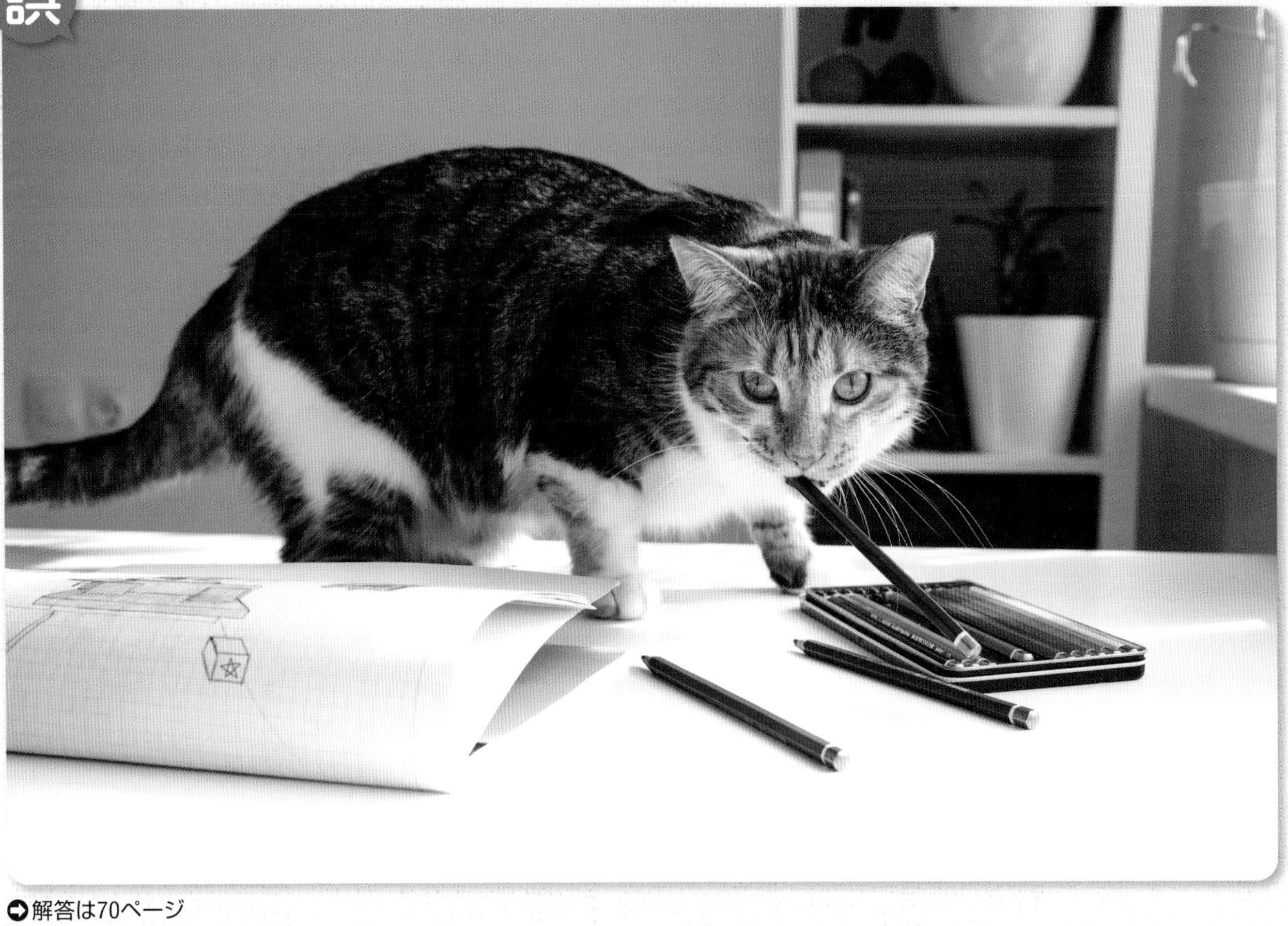

➡解答は70ページ

53 ここ掘れにゃんにゃん

1分で見つけた数		個
全部見つけるまでの時間	分	秒

正

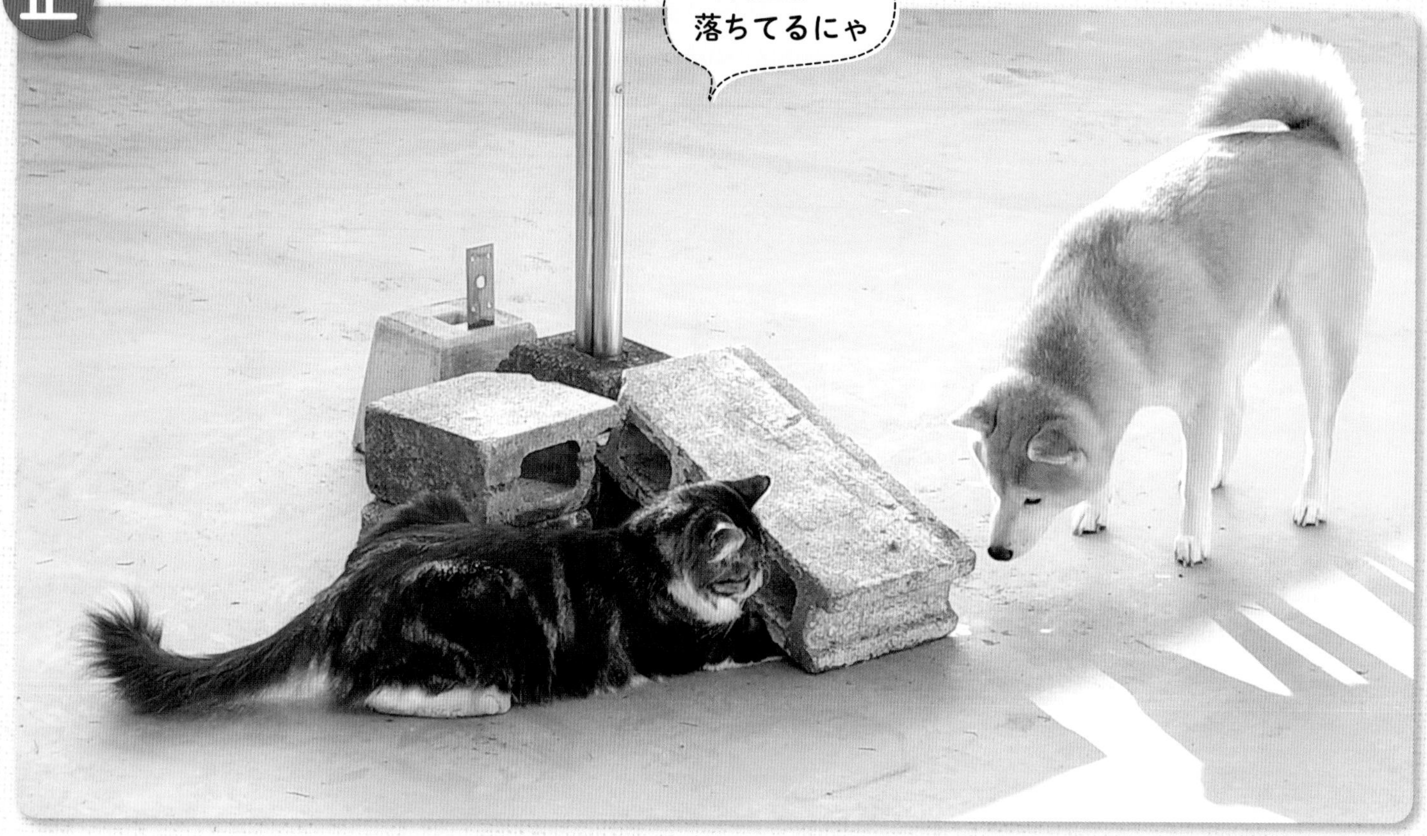

誤 まちがいは５つ。１分で探してにゃ。

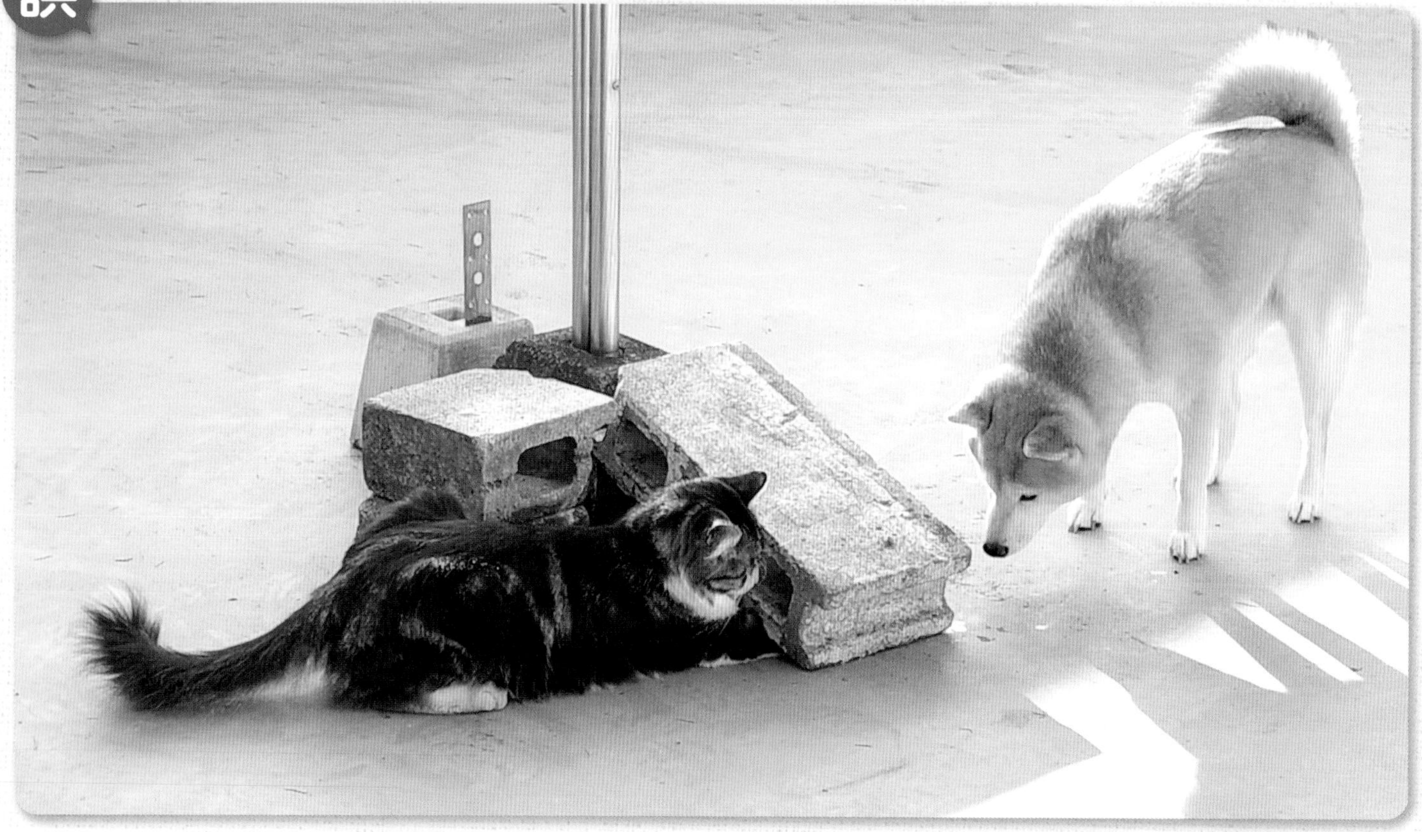

➡解答は70ページ

54 熱血先生ねこ

お前の言いたいことは
よーくわかった

1分で見つけた数	個
全部見つけるまでの時間	分　秒

正

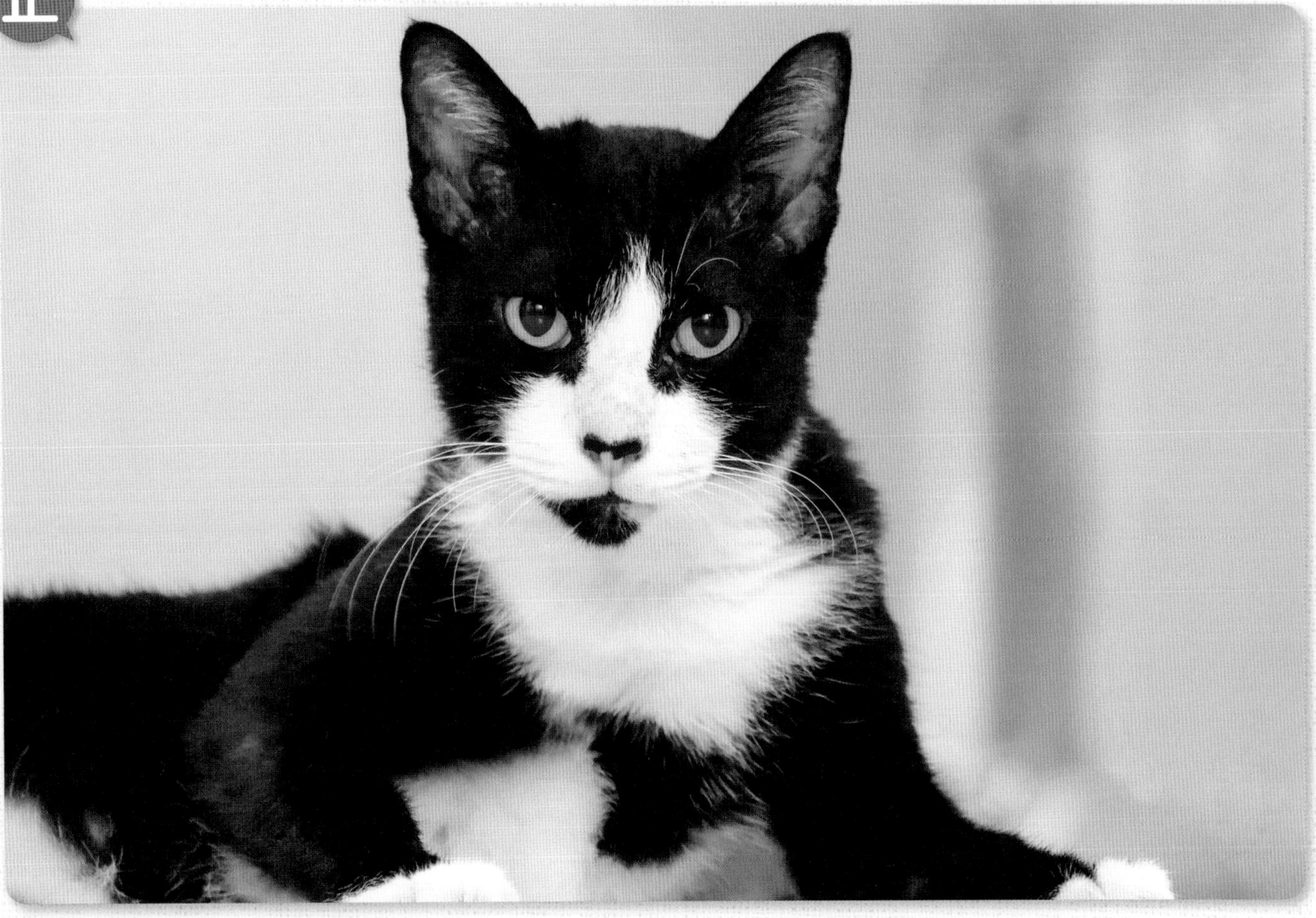

誤　まちがいは5つ。1分で探してにゃ。

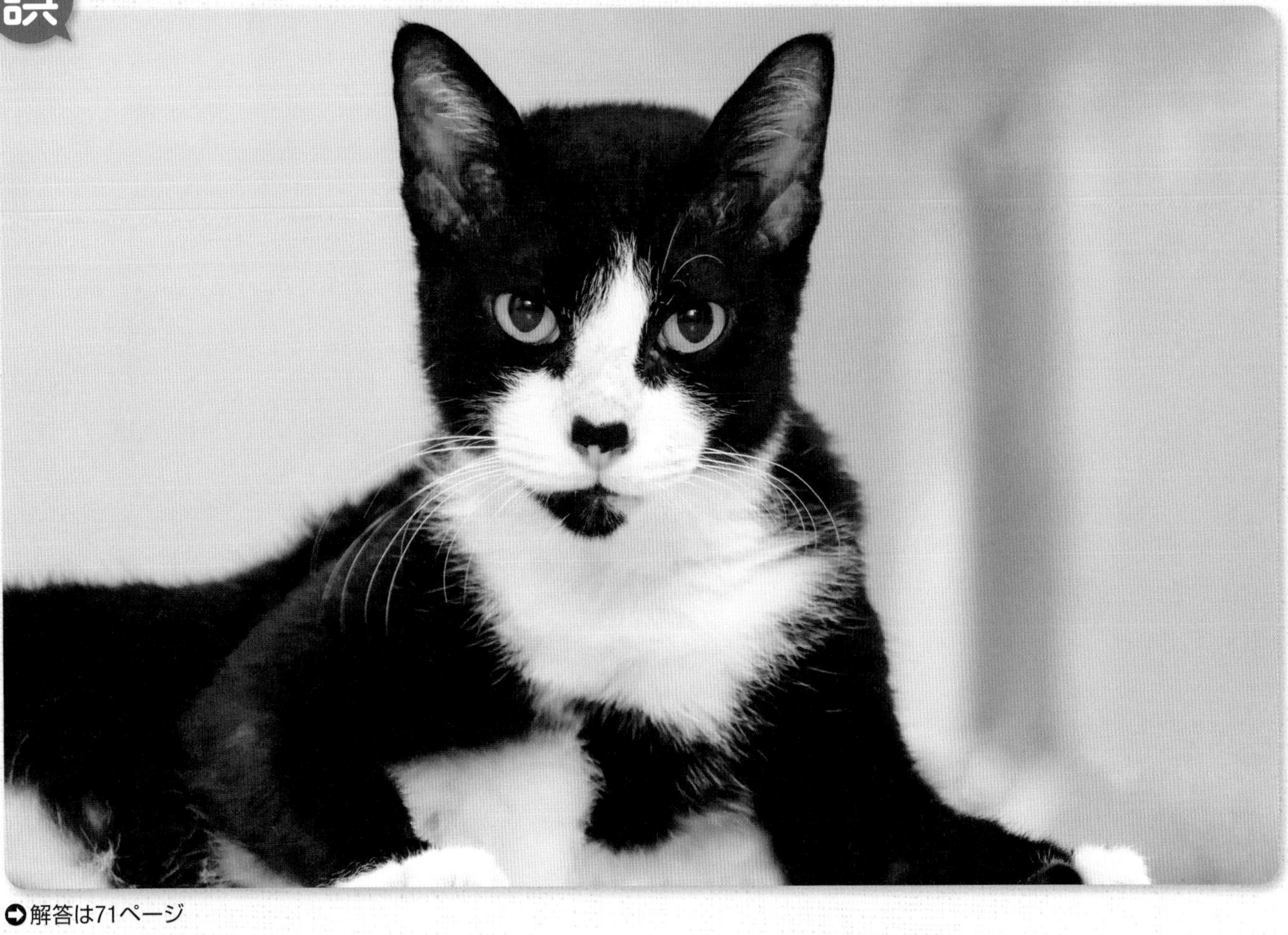

➡解答は71ページ

55 SFごっこねこ

どや、
木製のUFOやで

1分で見つけた数	個	
全部見つけるまでの時間	分	秒

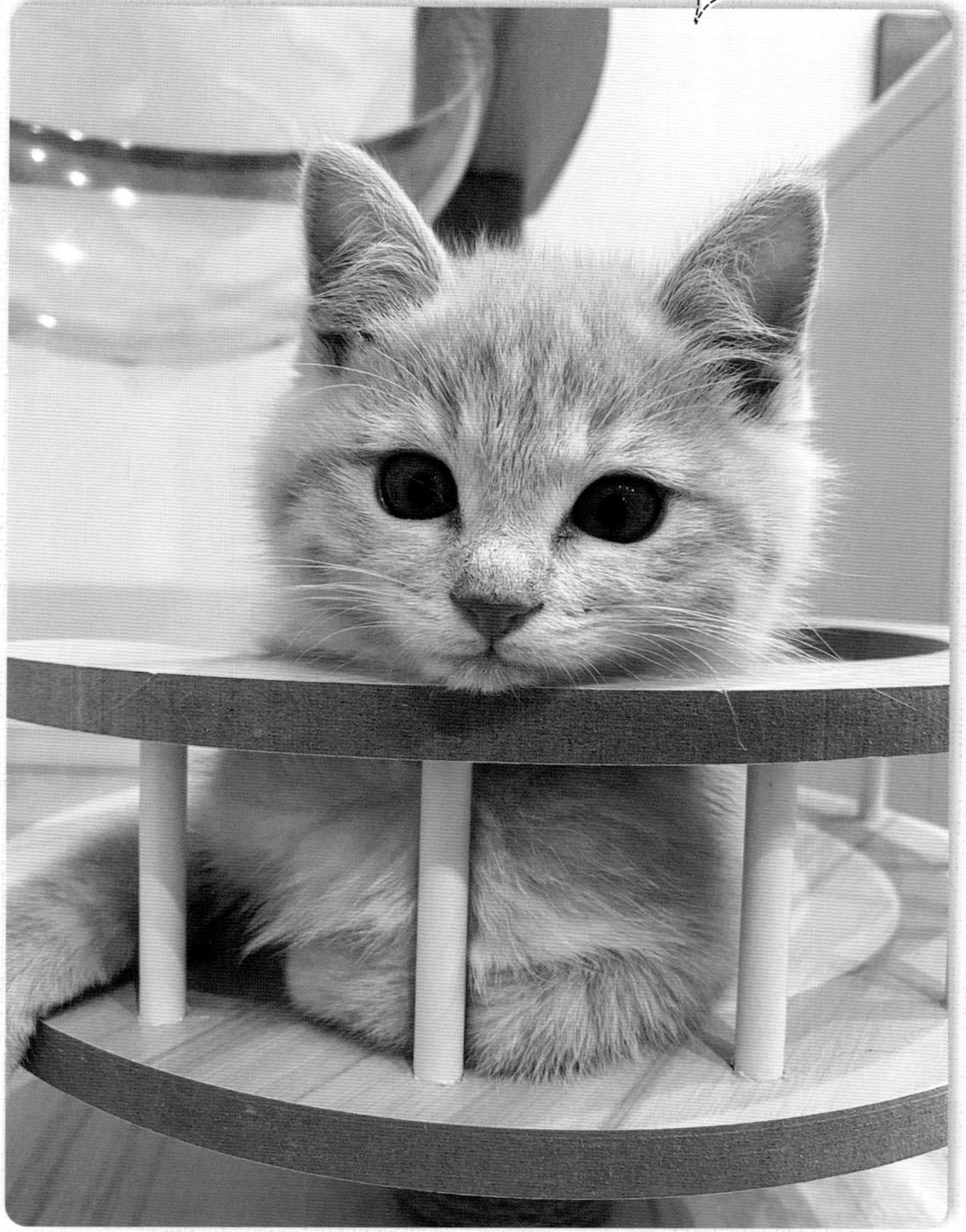

誤

まちがいは5つ。1分で探してにゃ。

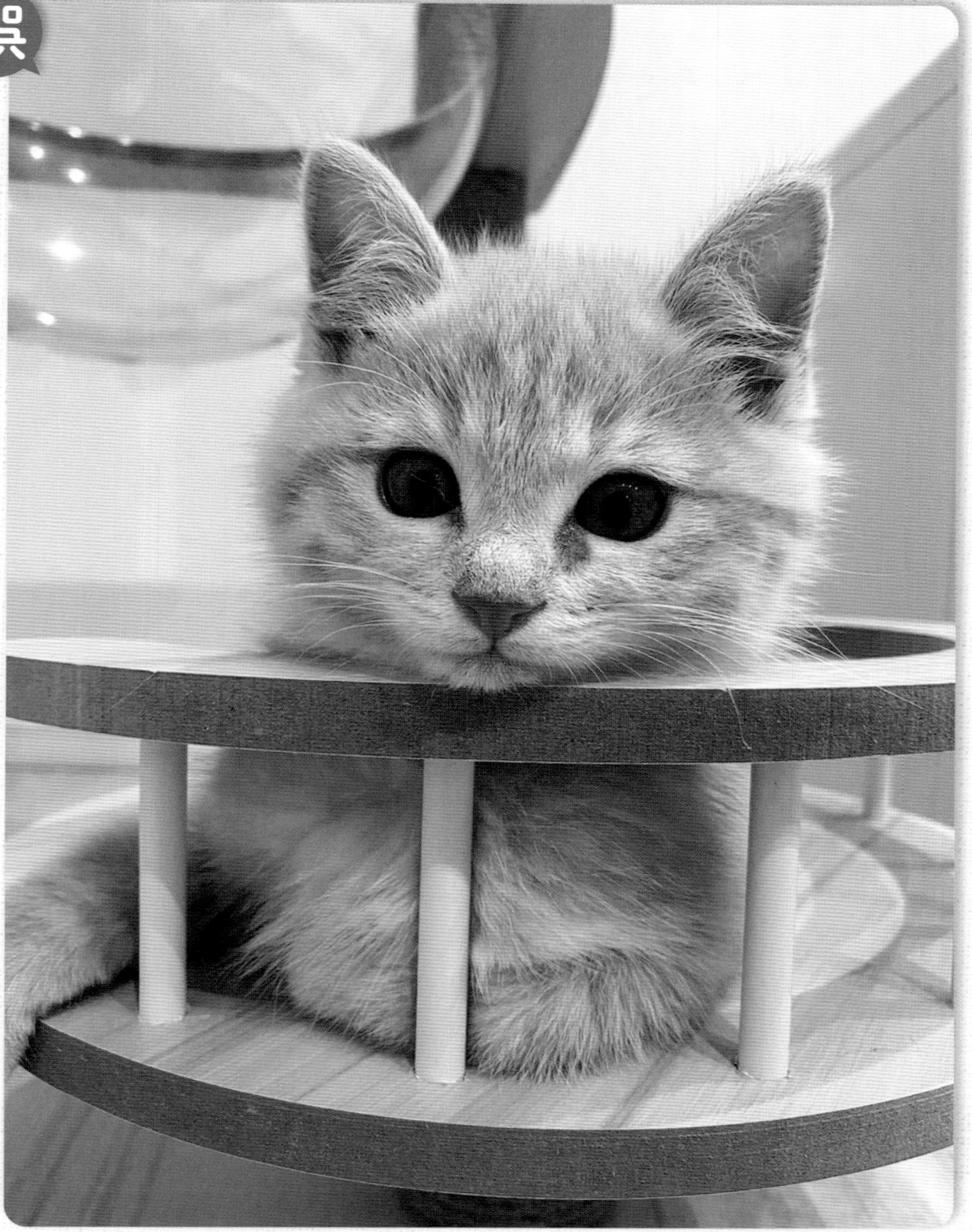

➡解答は71ページ

56 親戚が応募するねこ

この写真
アイドル事務所に送るの？
緊張するなぁ

1分で見つけた数	個
全部見つけるまでの時間	分　秒

正

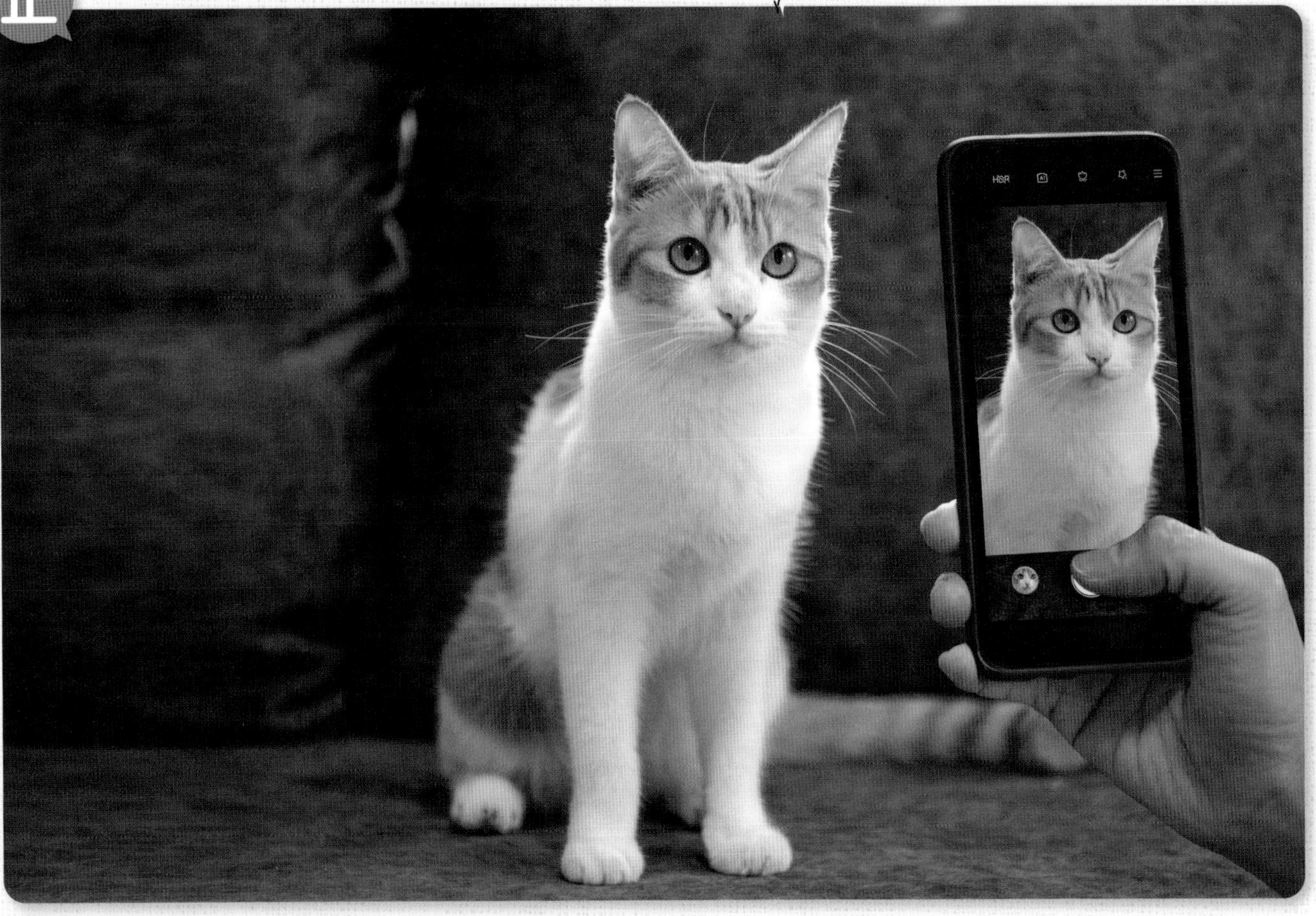

誤

まちがいは５つ。１分で探してにゃ。

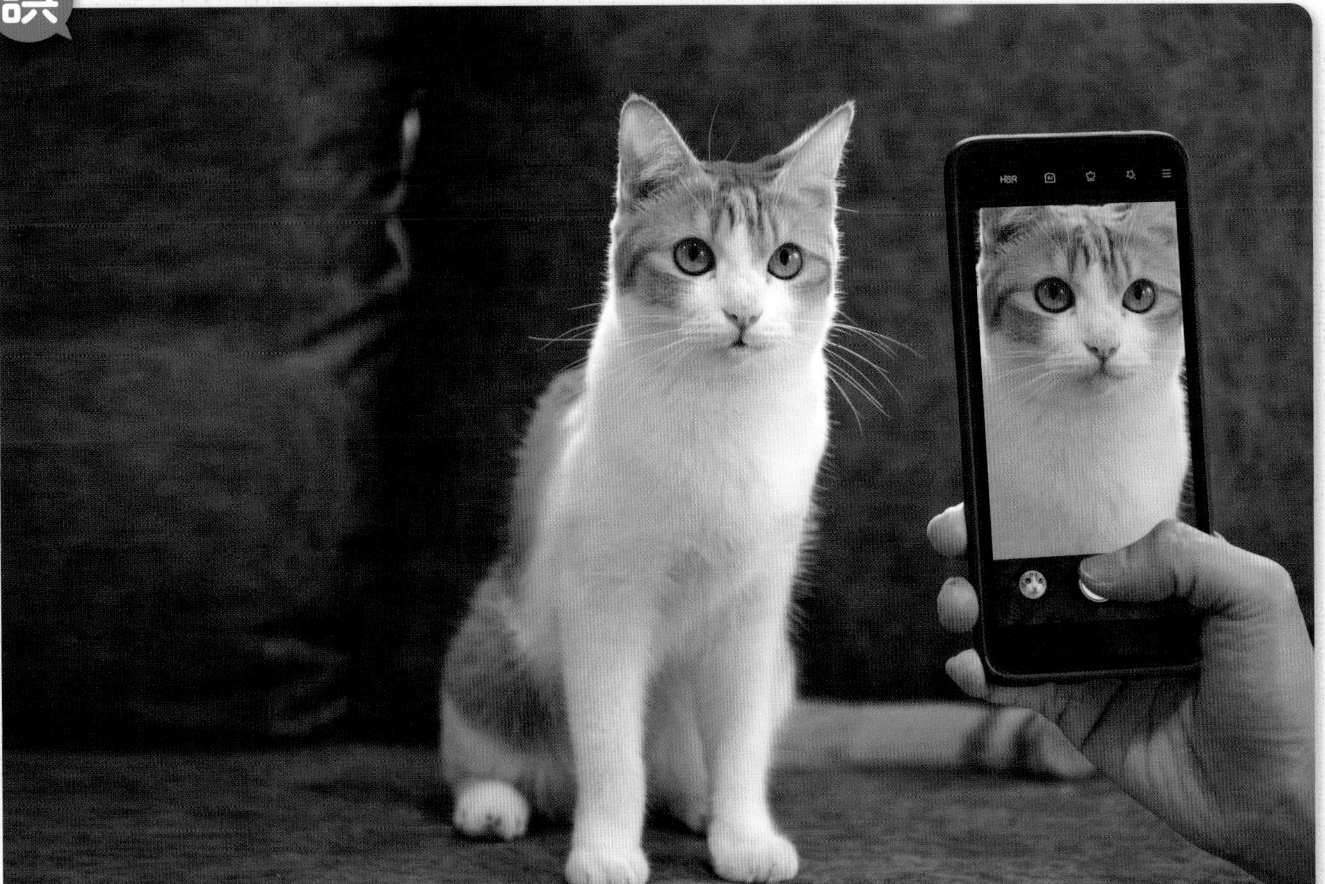

➡解答は71ページ

57 自分で探しなねこ

その箱にブタさん用の
おもちゃ入ってたもん。
もっとよく探してぇ〜

1分で見つけた数	個
全部見つけるまでの時間	分　秒

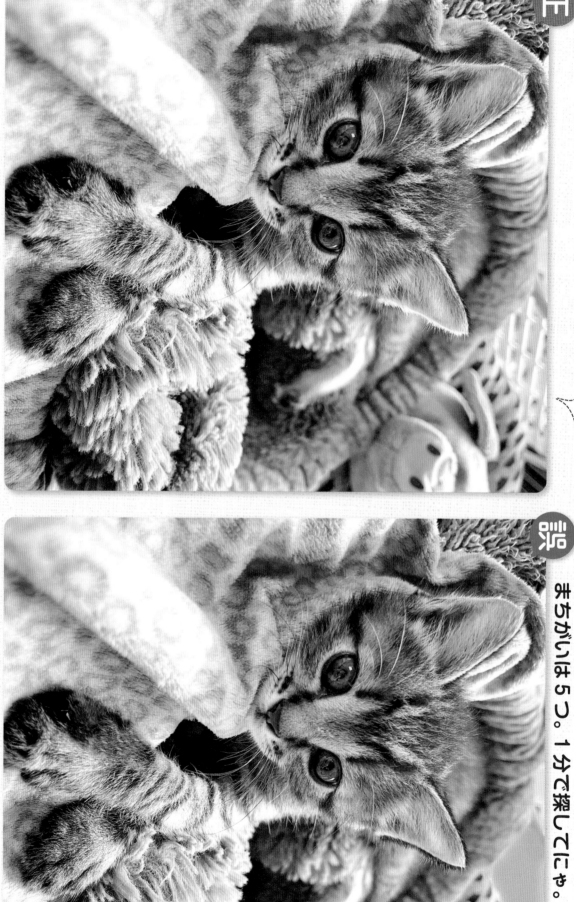

正

誤

まちがいは５つ。１分で探してにゃ。

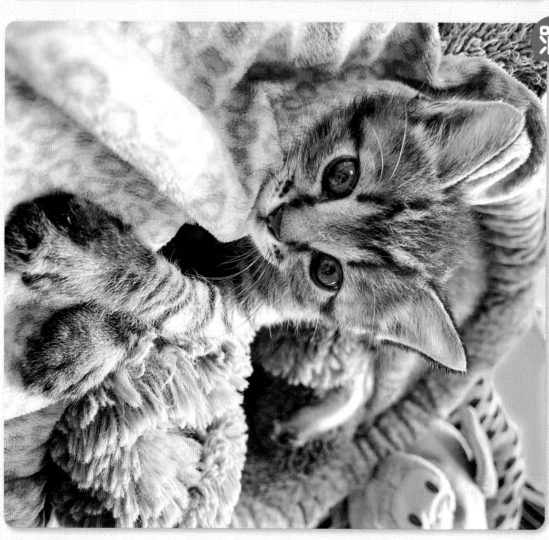

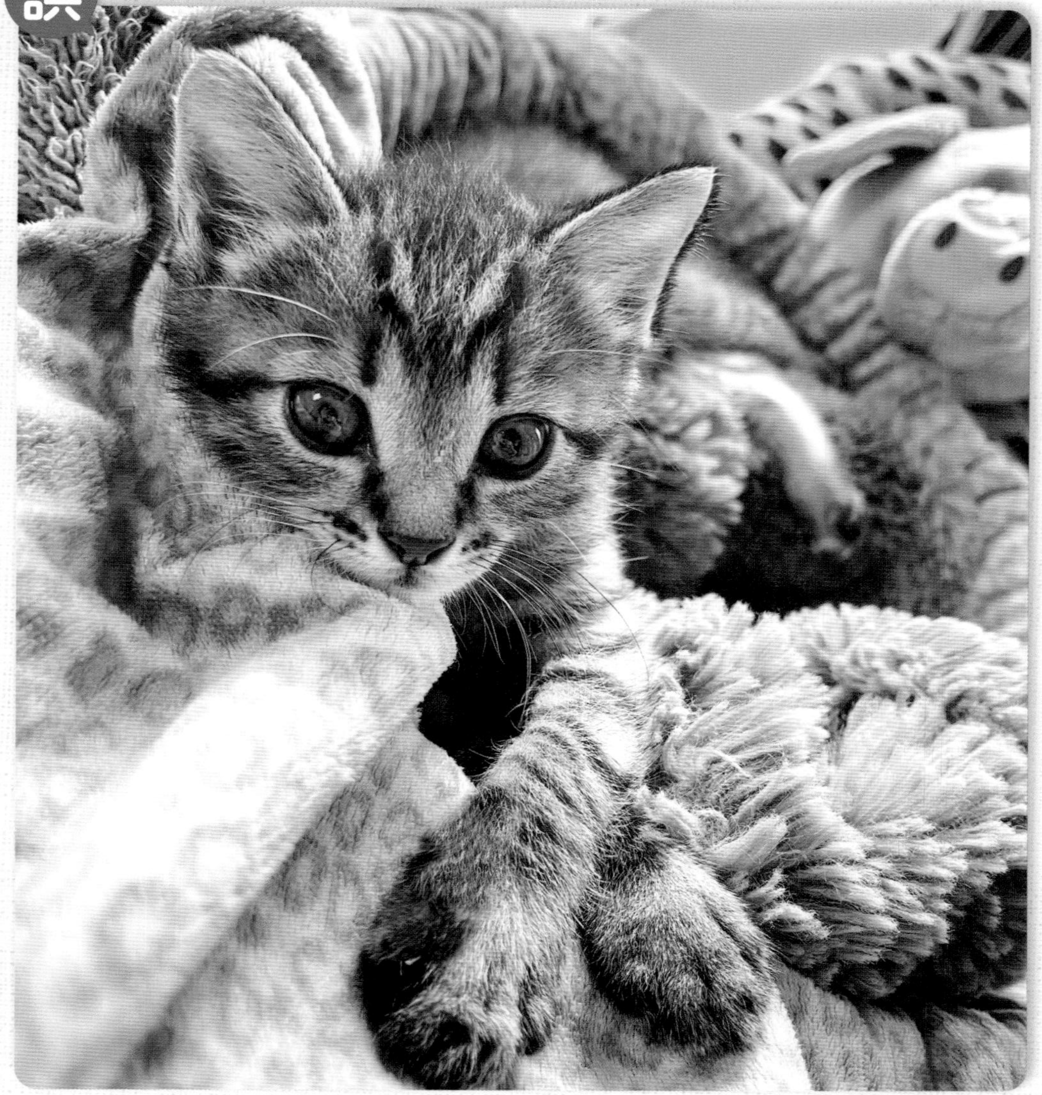

➡解答は71ページ

58 夜勤明けねこ

朝日が
まぶしいぜ…

1分で見つけた数	個
全部見つけるまでの時間	分　秒

正

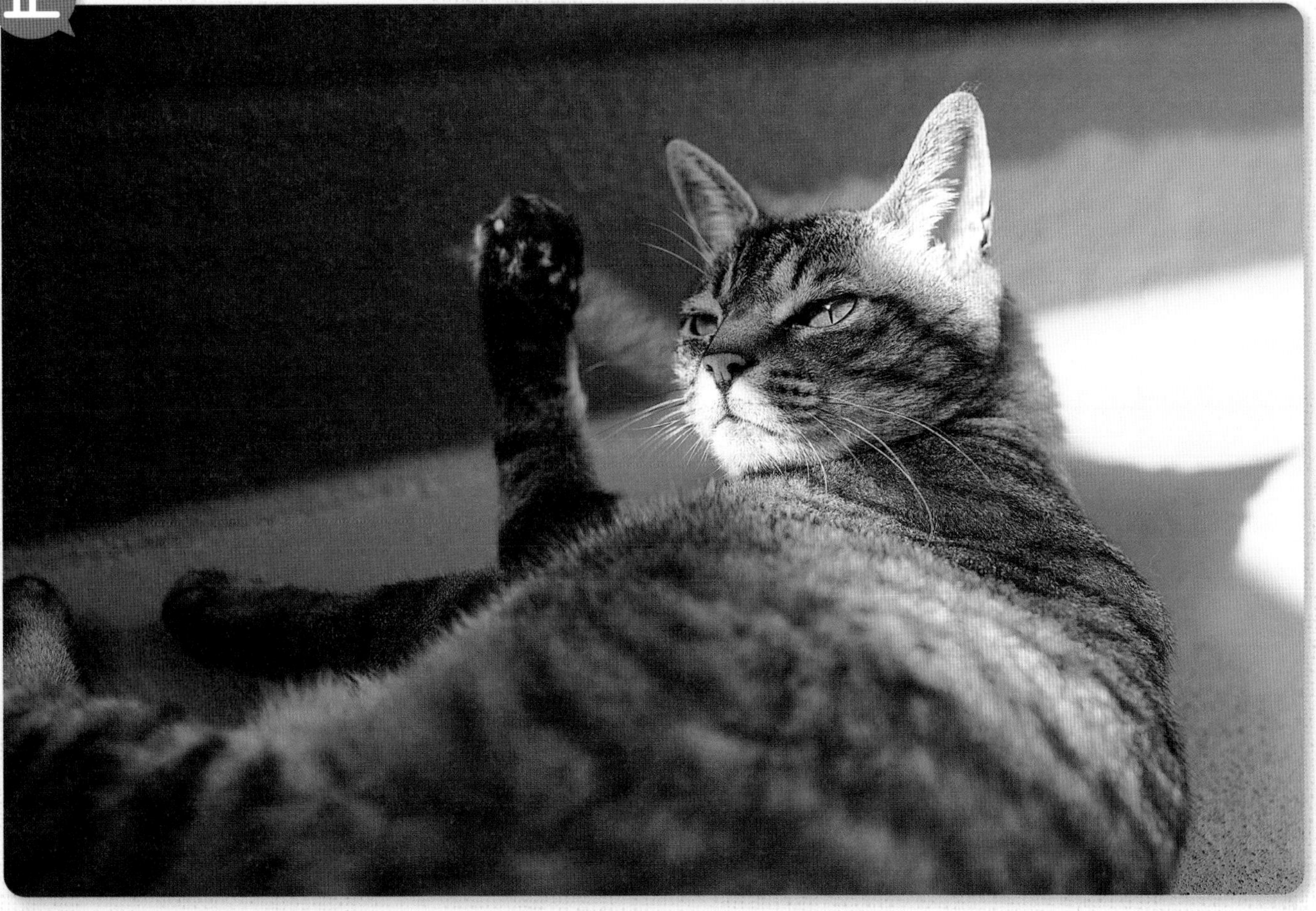

誤　まちがいは5つ。1分で探してにゃ。

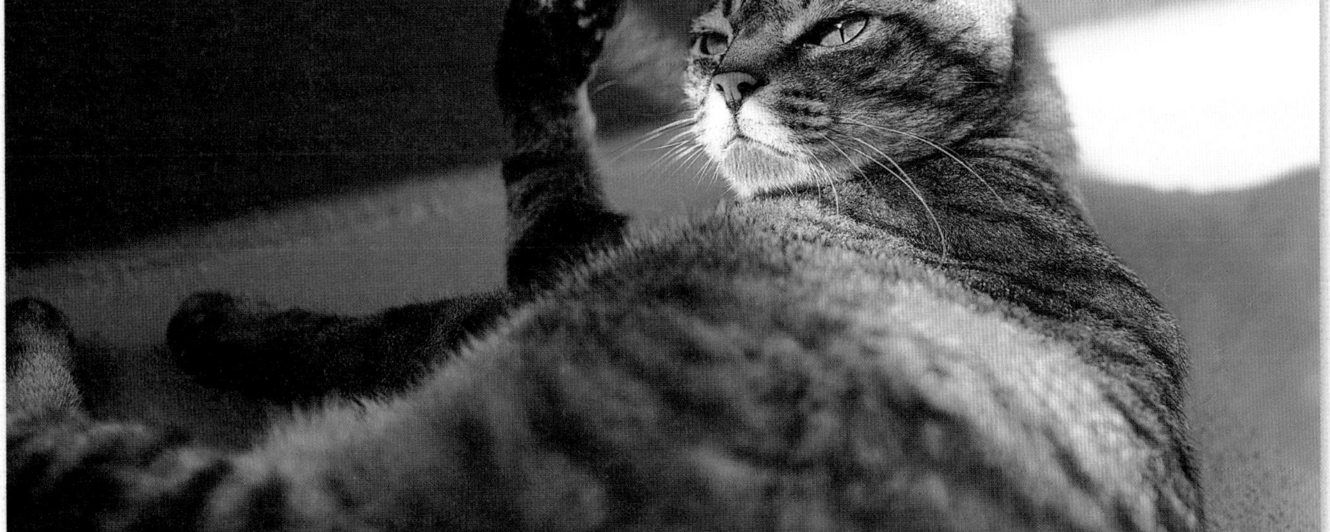

➡解答は71ページ

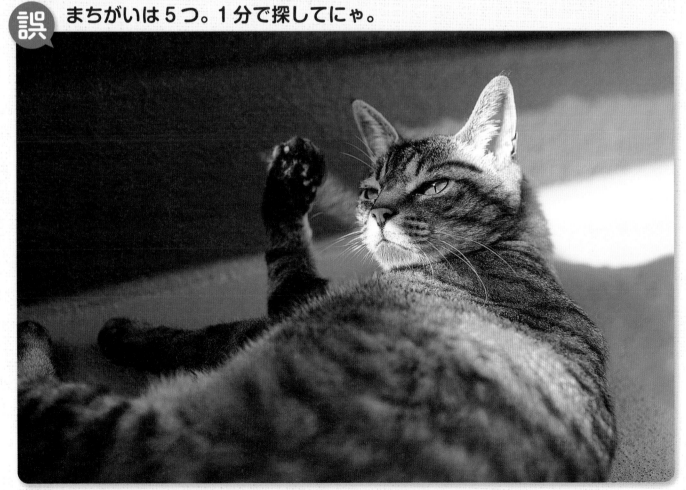

59 きれい好きねこ

おっと、モフる前に
手、洗ってきな

1分で見つけた数	個
全部見つけるまでの時間	分　秒

正

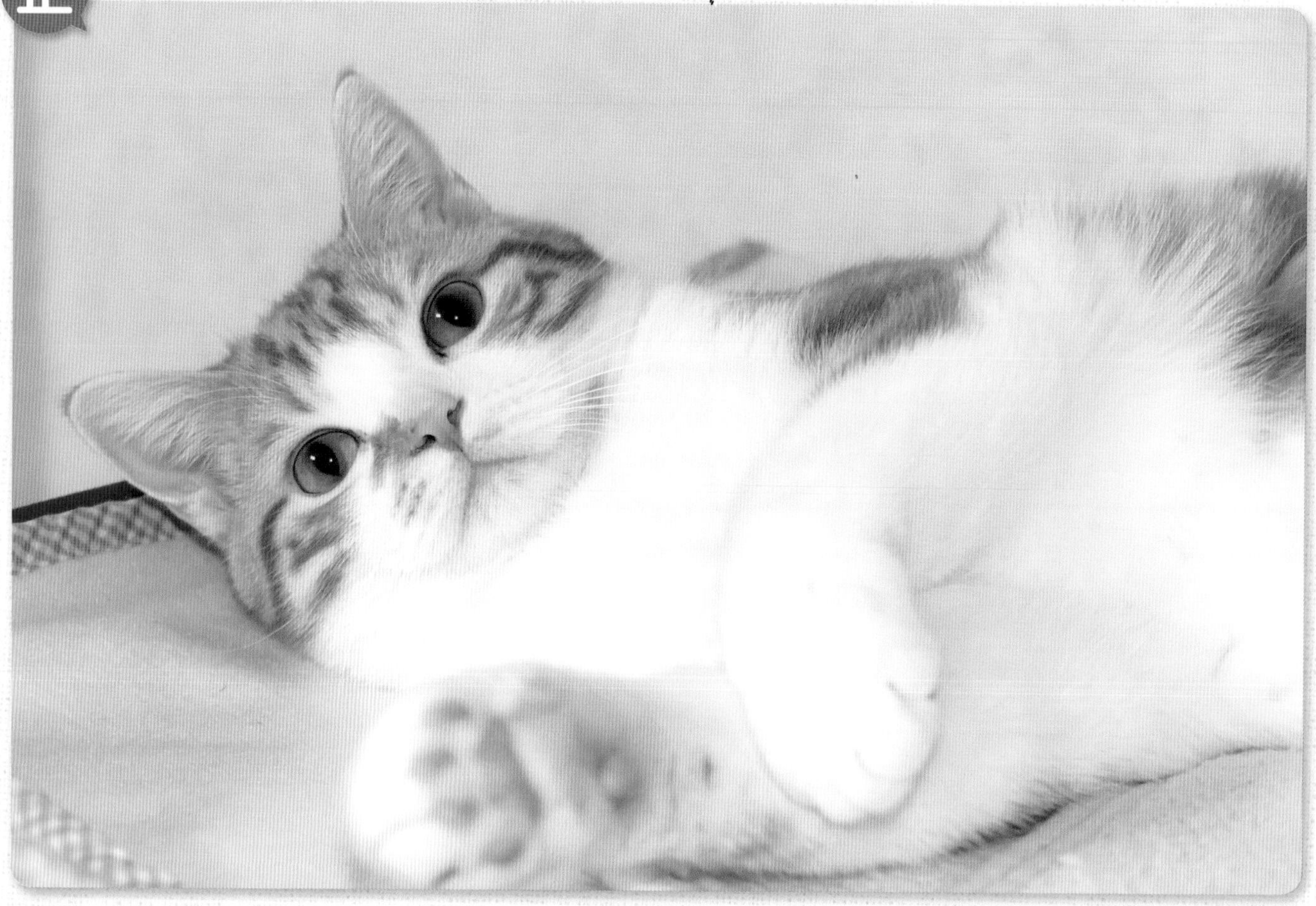

誤　まちがいは5つ。1分で探してにゃ。

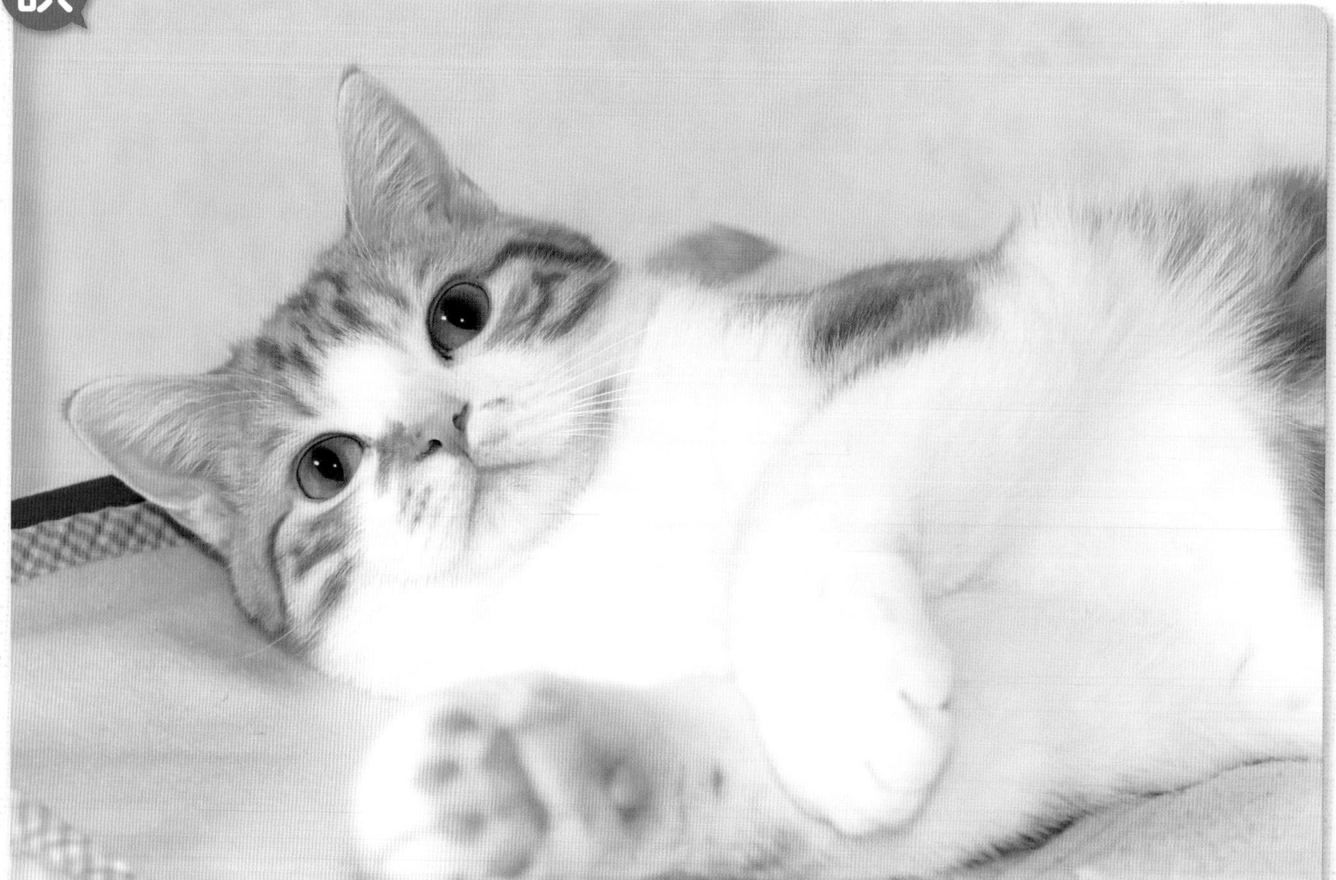

➡解答は71ページ

60

目覚めたらいたねこ

ご・は・ん・
は・や・く・し・て

1分で見つけた数	個	
全部見つけるまでの時間	分	秒

正

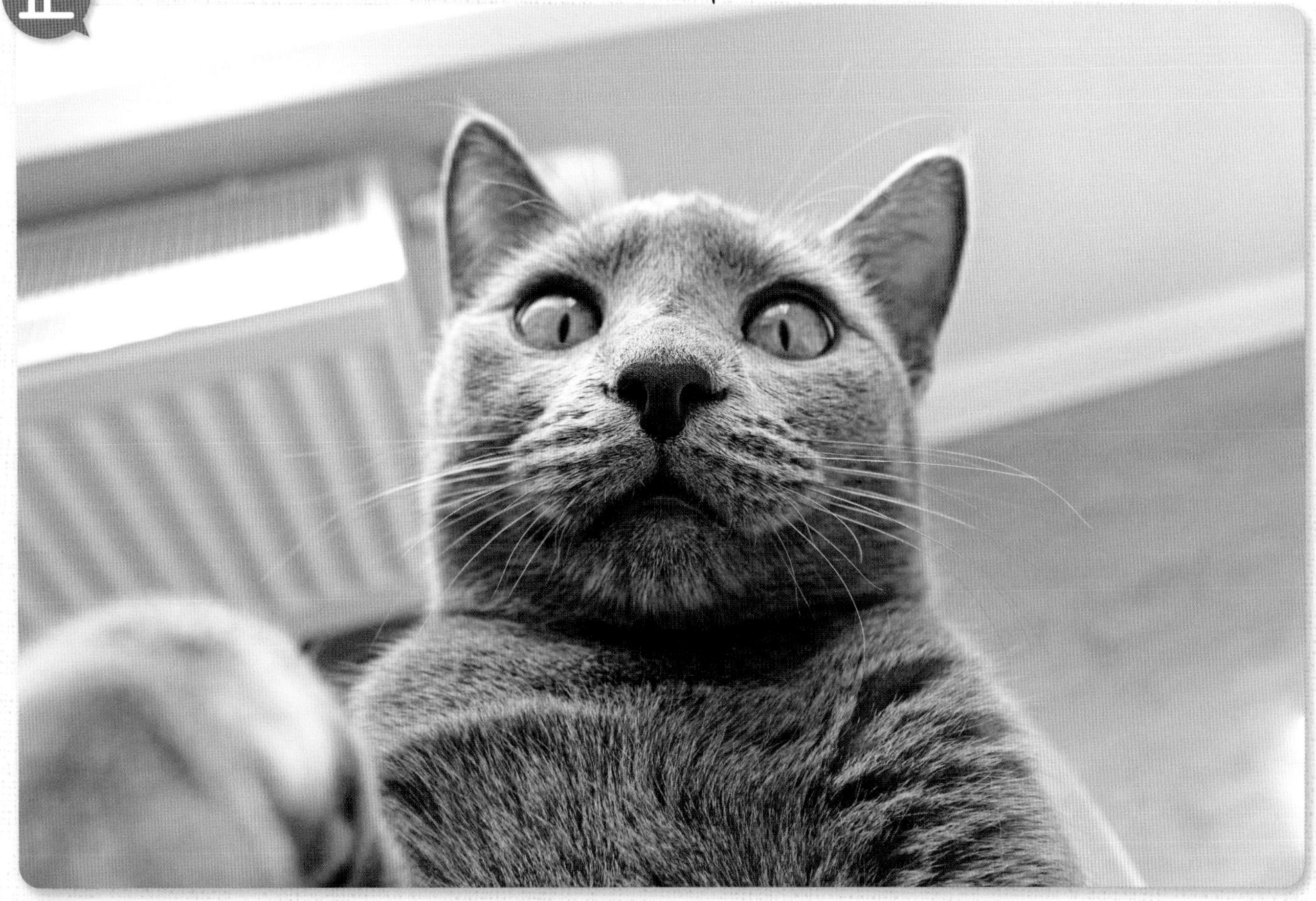

誤

まちがいは5つ。1分で探してにゃ。

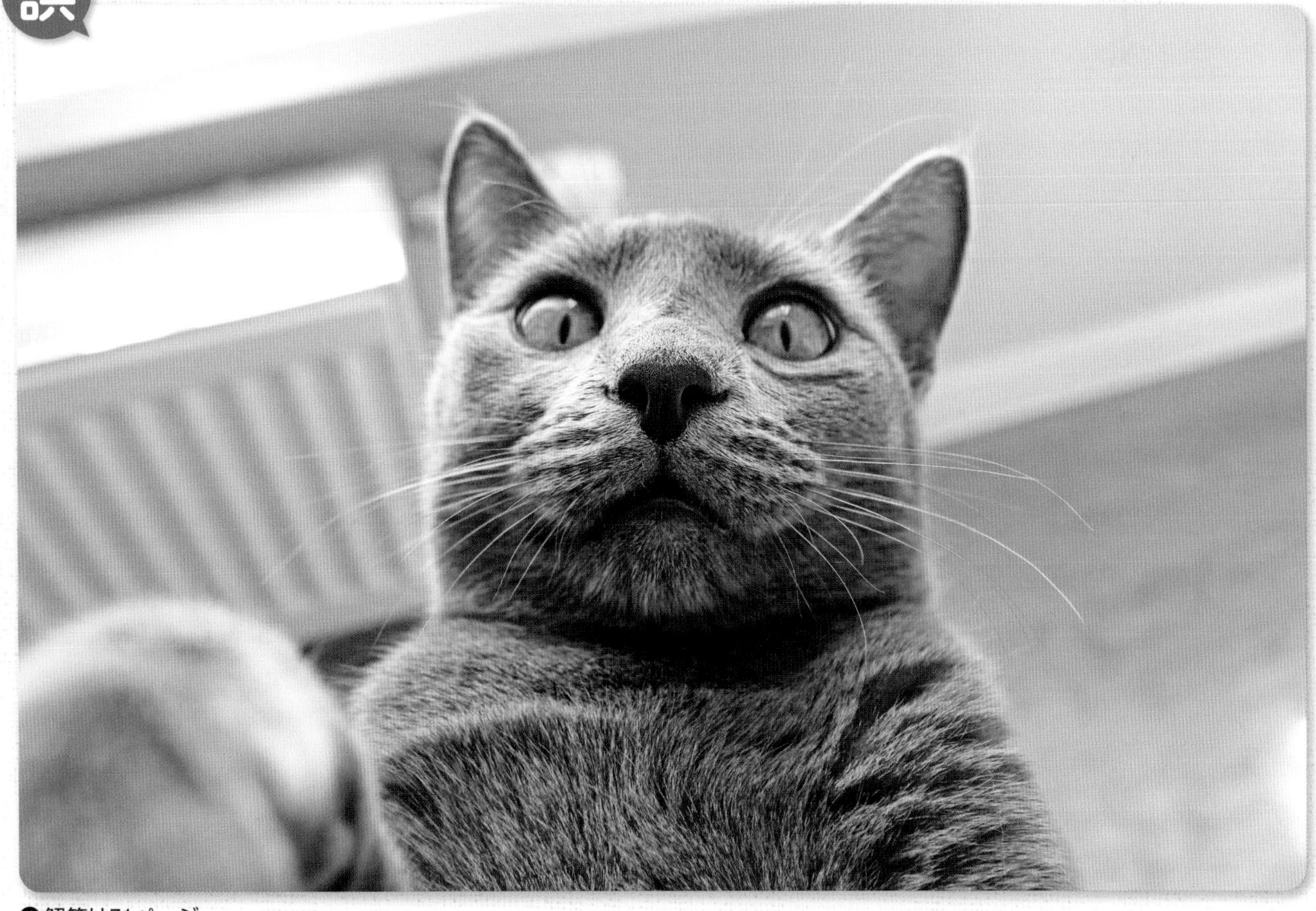

➡解答は71ページ

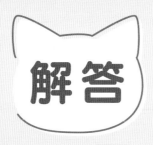

解答

※印刷による汚れ・カスレなどはまちがいに含まれません。

❶口説きねこ（P5）

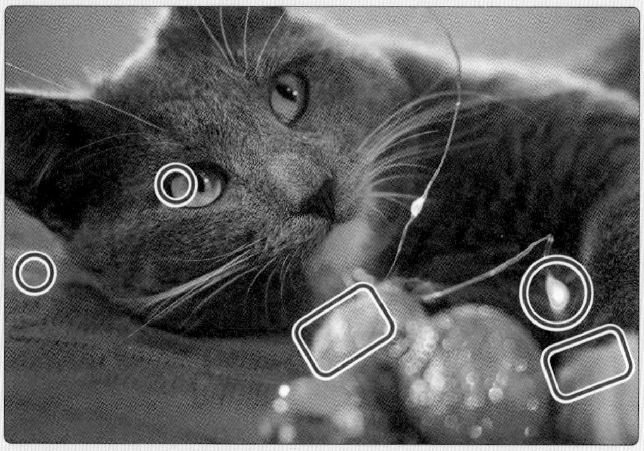

❷会長ねこ（P6）

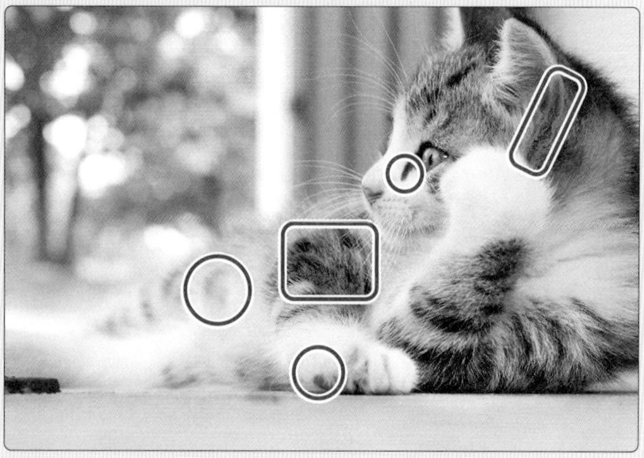

❸ソーラーねこ（P7）

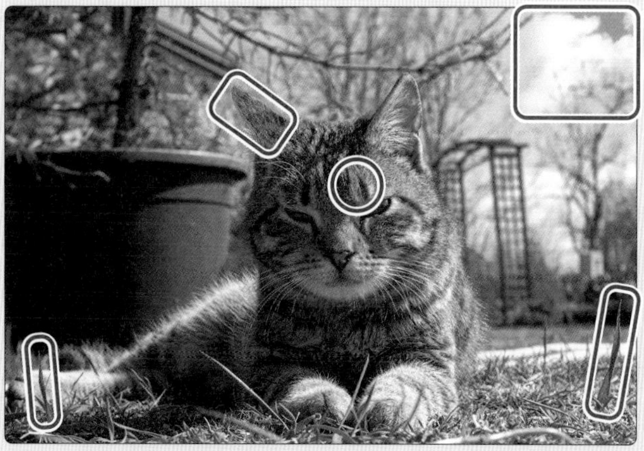

❹苦労ねこ（P8）

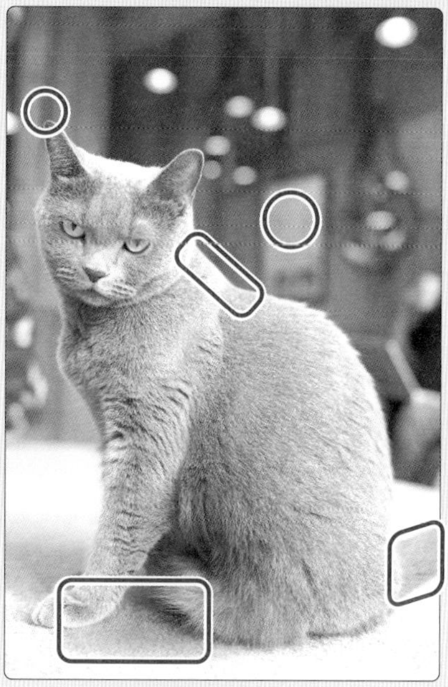

❺グラサンねこ（P9）

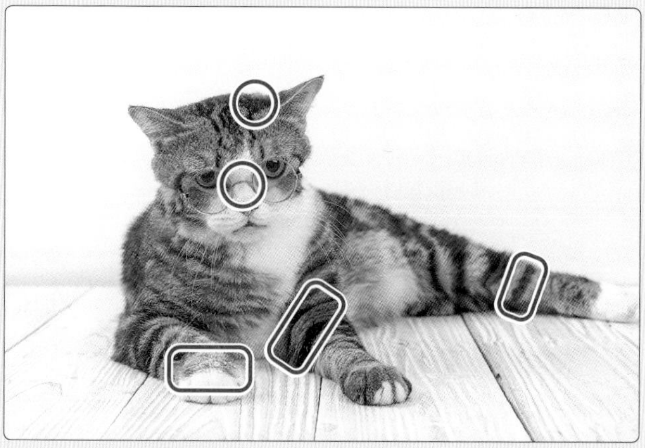

❻神父にゃん（P10）

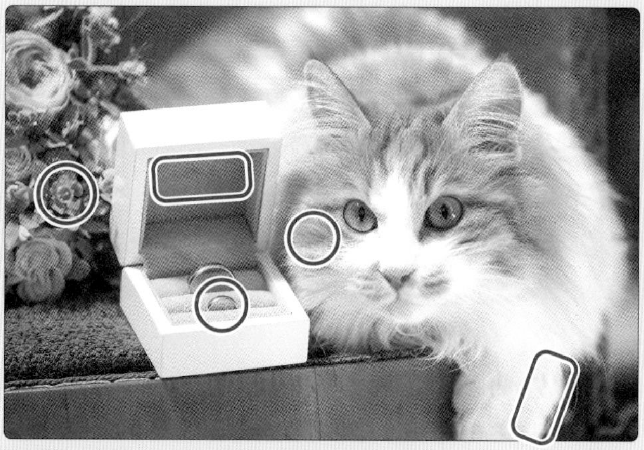

❼日本の行く末考えねこ（P11）

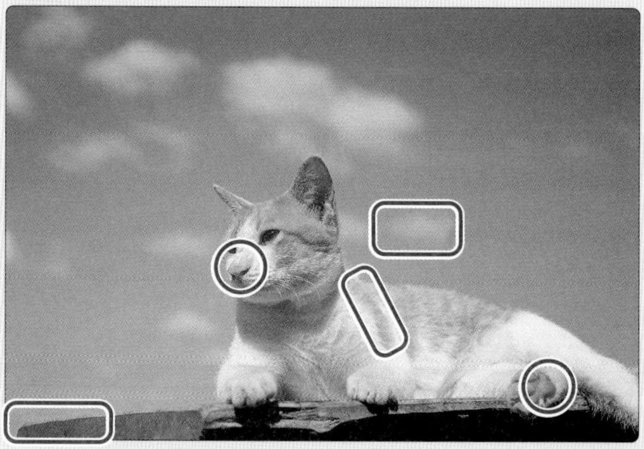

⑧予想的中ねこ（P12）

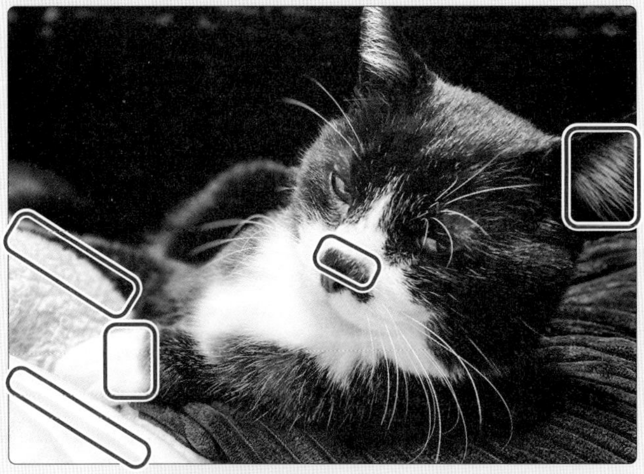

⑨レディーニャースト（P13）

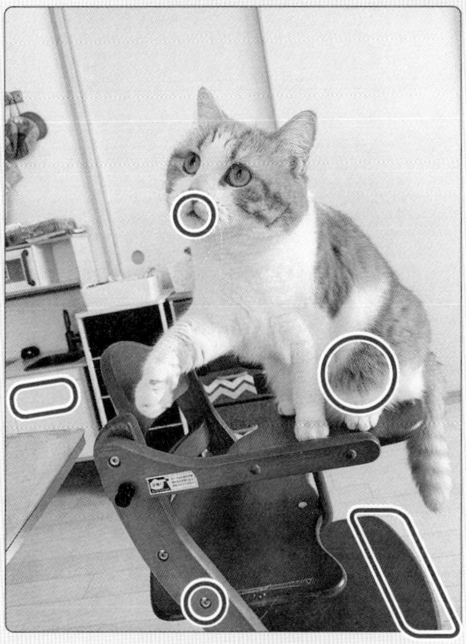

⑩ネクタイ曲がりねこ（P14）

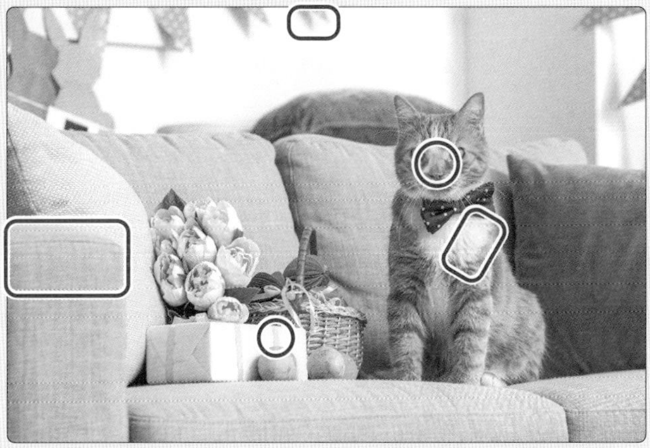

⑪感激ねこ（P15）

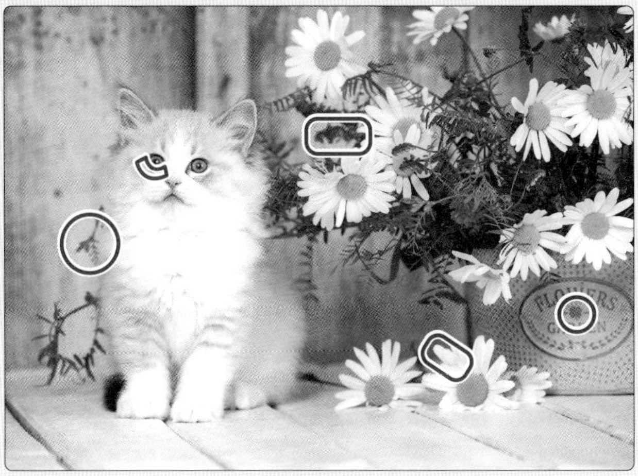

⑫スノーにゃん（P16）

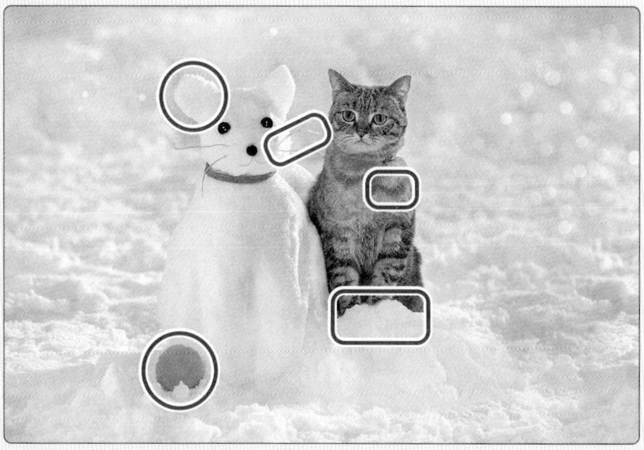

⑬花よりにゃんこ（P17）

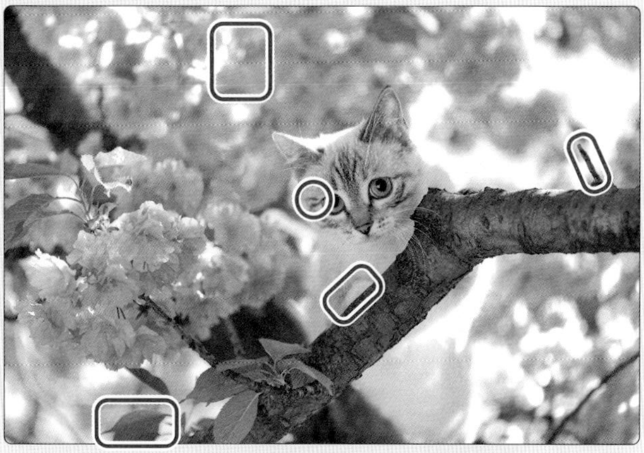

⑭入園ねこ（P18）

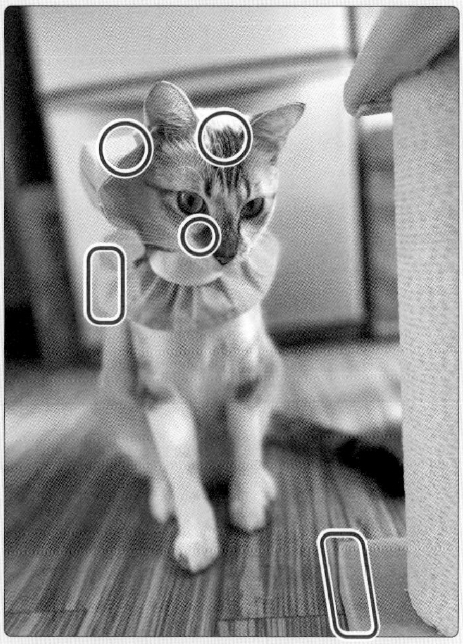

⑮地上に出たねこ（P19）

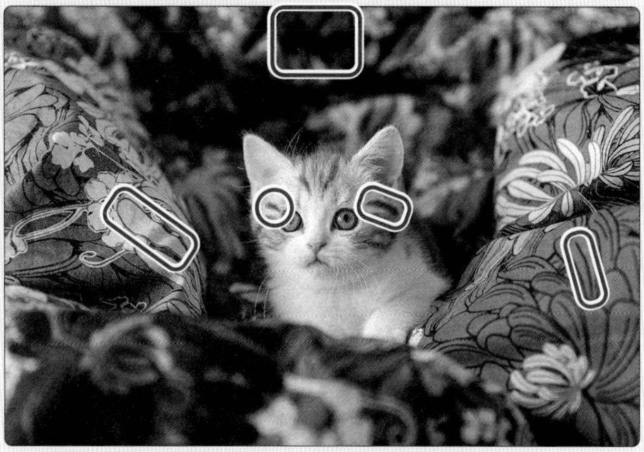

⑯緊迫ねこ（P20）

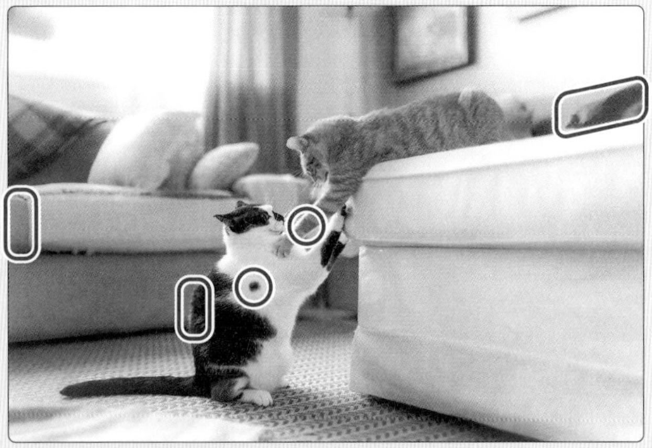

⑰片思い暴走ねこ（P21）

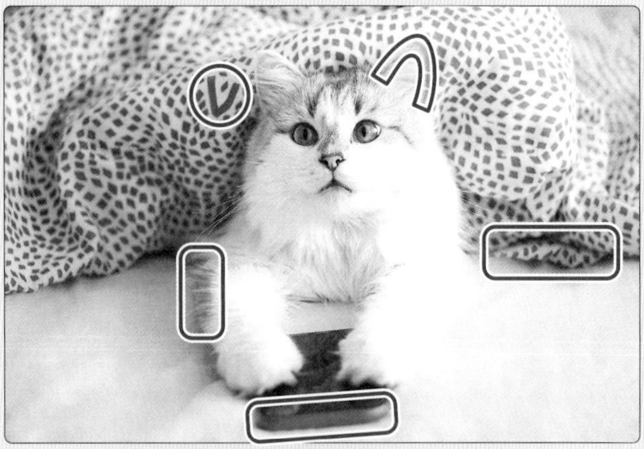

⑱キュートねこ（P22）

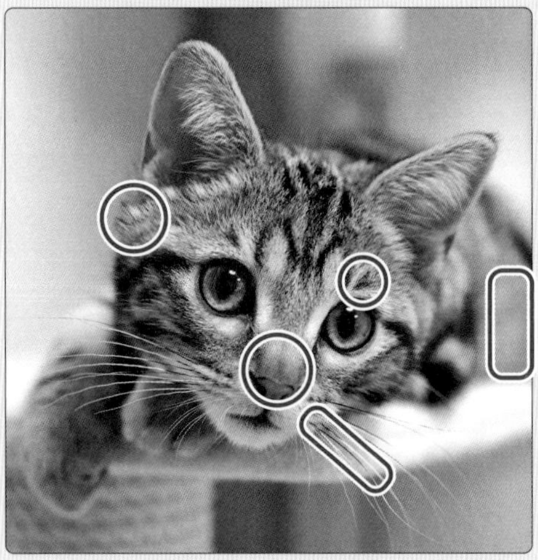

⑲ダンディねこ（P23）

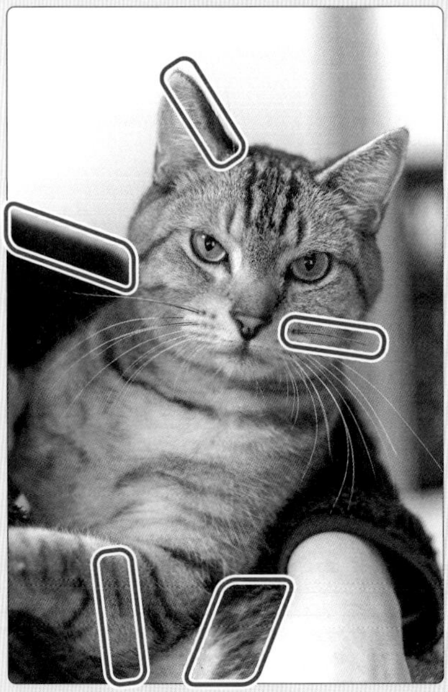

⑳新入りねこ（P24）

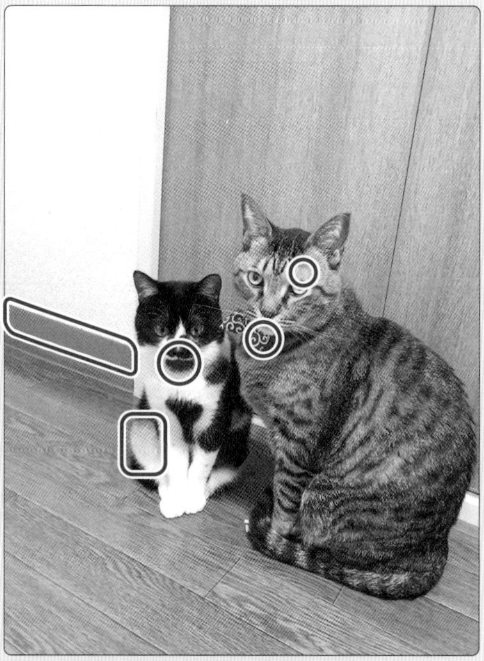

㉑にゃいすアイデア（P24）

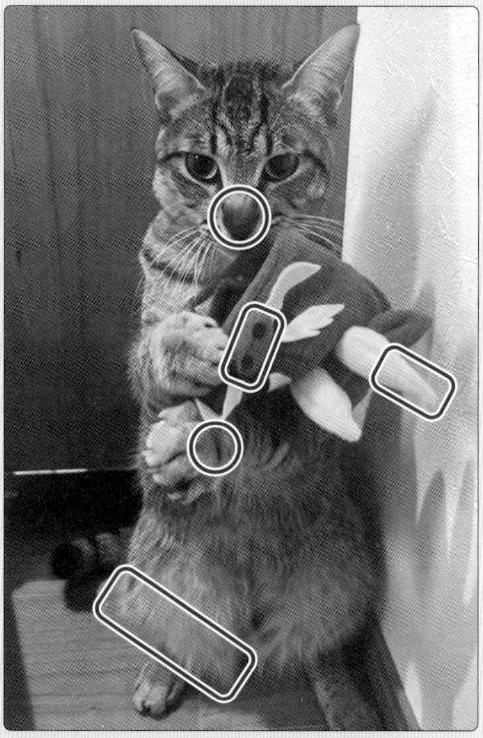

㉒想定外ねこ（P25）

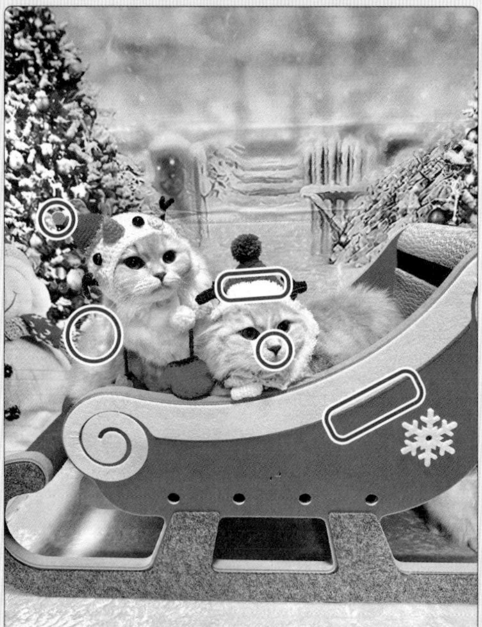

㉓リクルートねこ（P26）

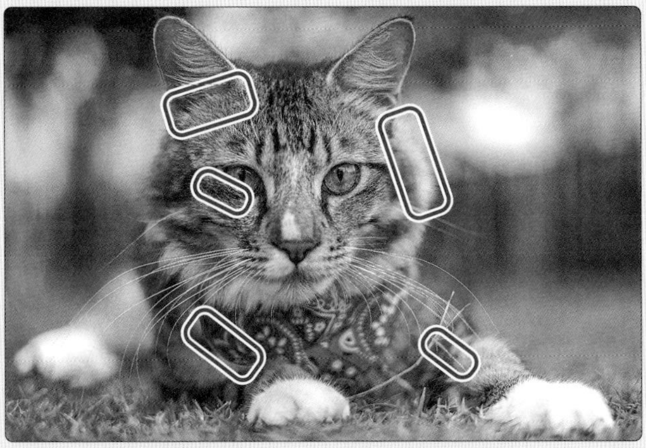

㉔タレントねこ（P27）

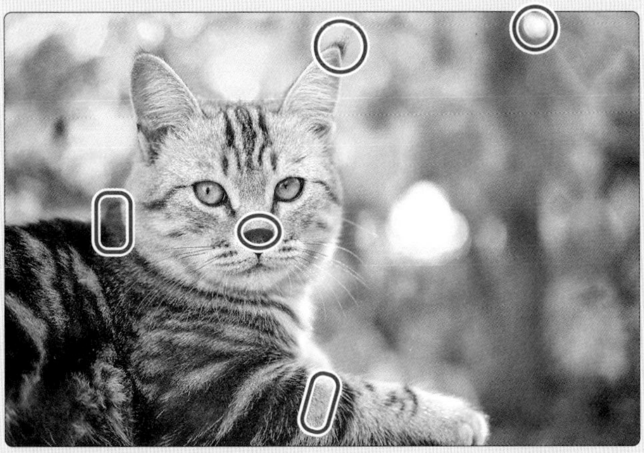

㉕シンデレラフィットねこ（P28）

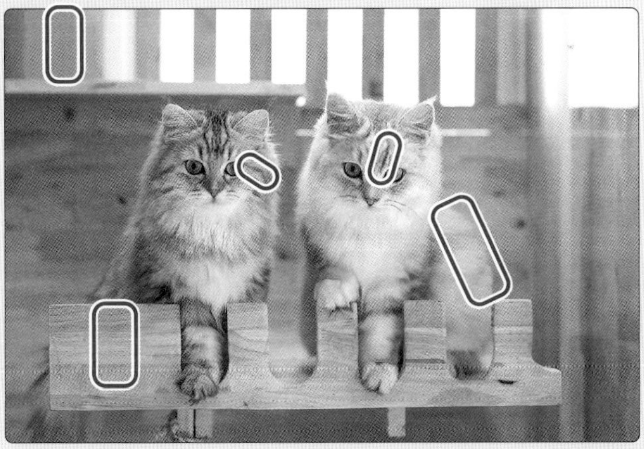

㉖それっぽいことをいうねこ（P29）

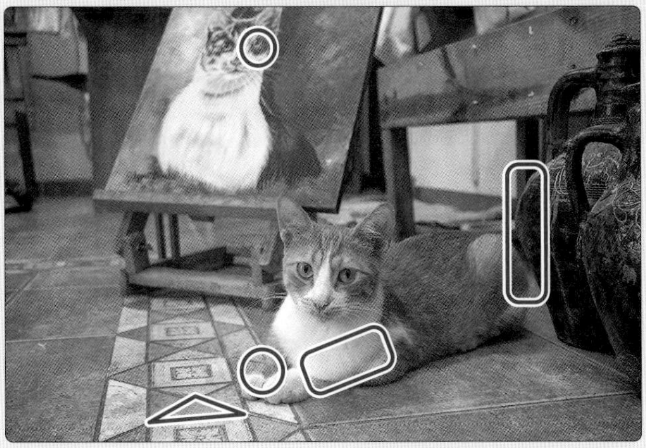

㉗不漁ねこ（P30）

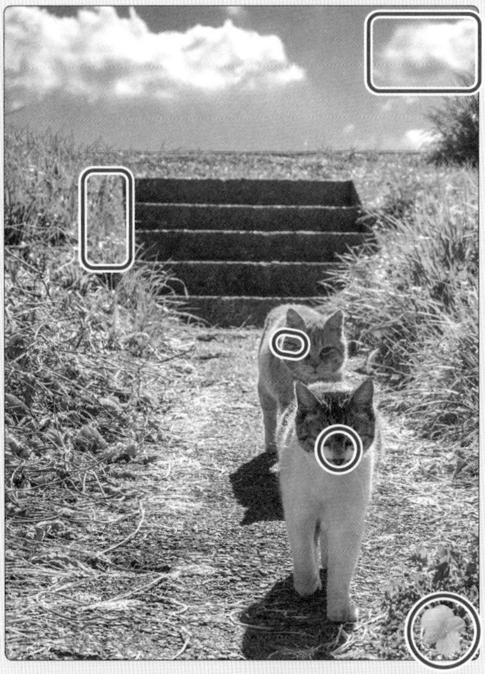

㉘ニャルシスト（P31）

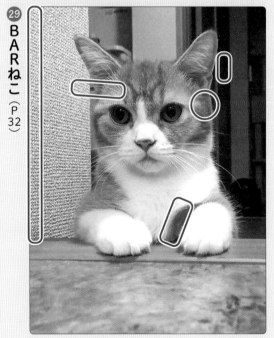

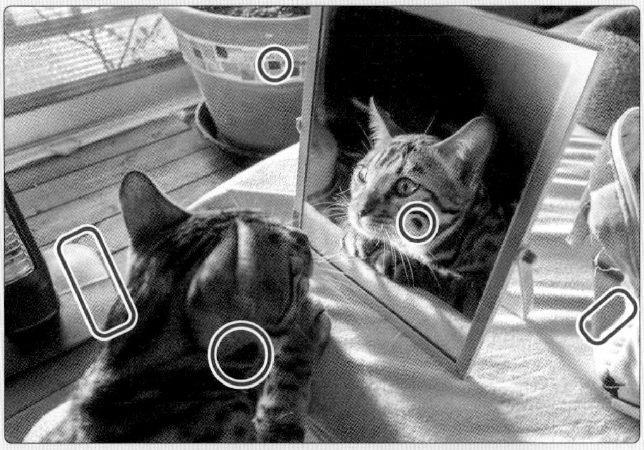

㉙BARねこ（P32）

㉚ひよったねこ（P33）

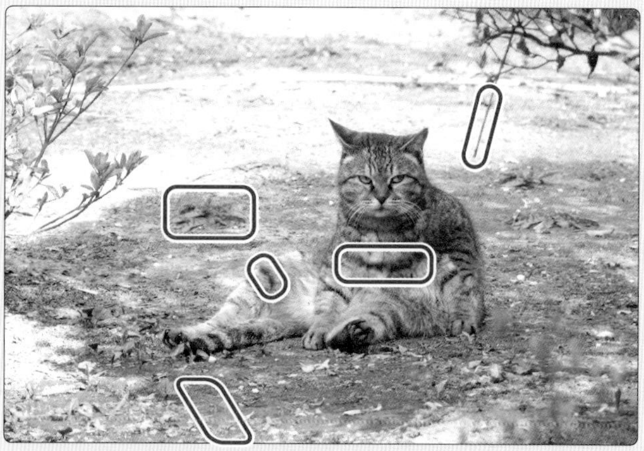

㉛朝のあるあるねこ（P34）

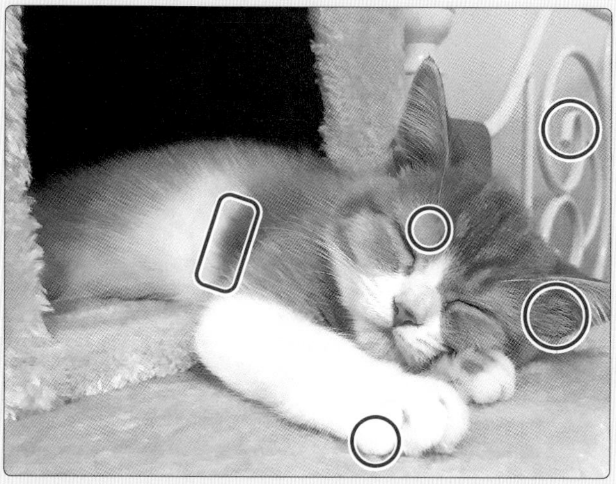

㉜聞かれたねこ（P35）

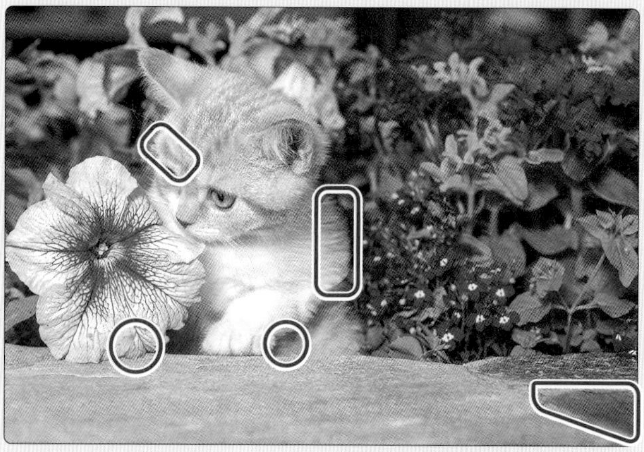

㉝隠れピンチねこ（P36）

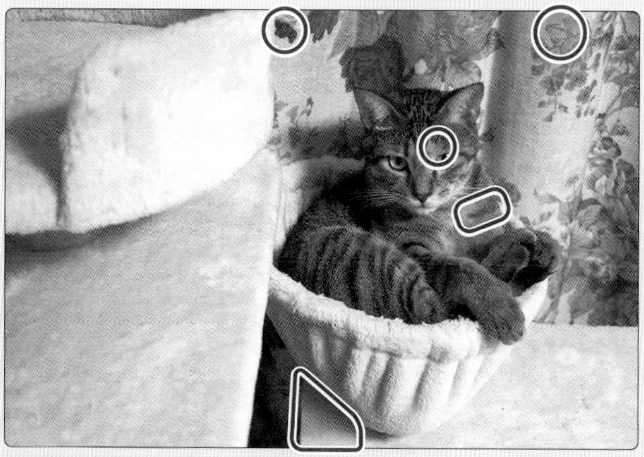

㉞おでかけ前あるあるねこ（P37）

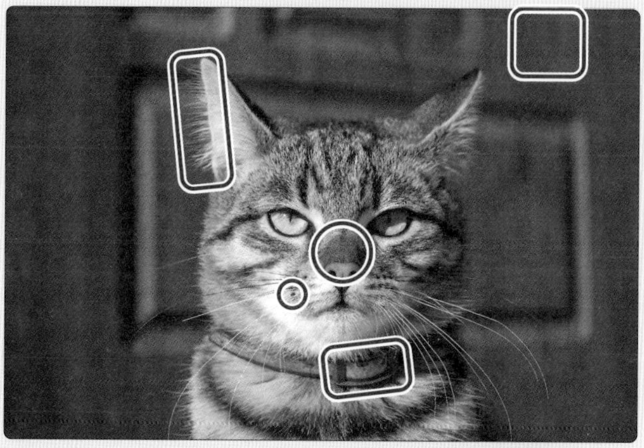

㉟問いたいねこ（P38）

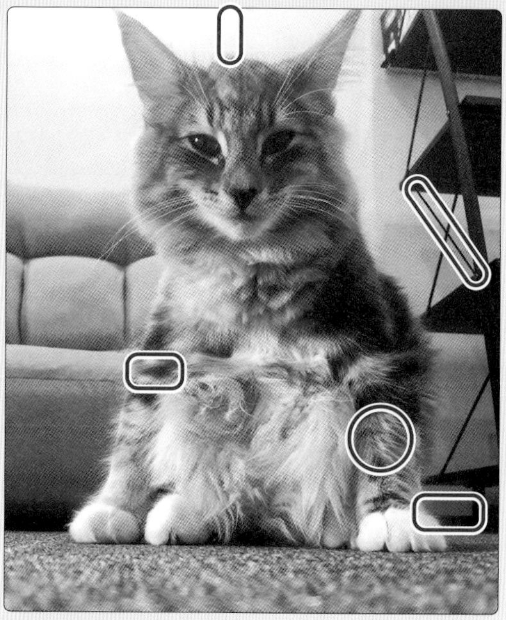

㊱かゆかゆねこ（P39）

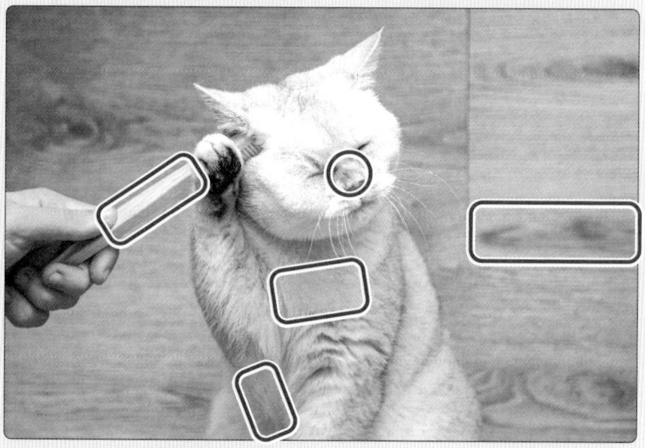

㊲にゃいしょ話（P40）

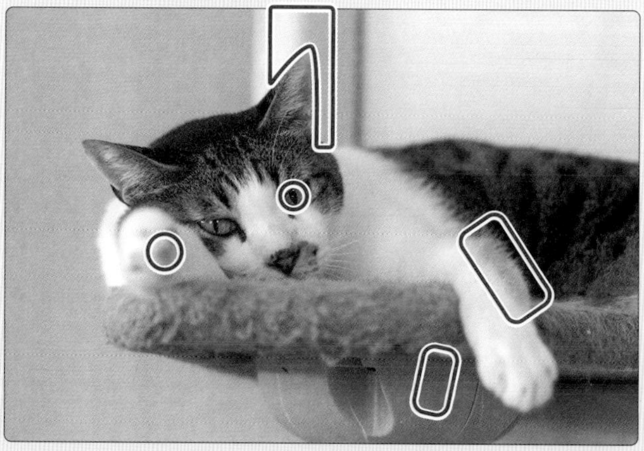